Pankreas XXS pocket

Autoren:

Dr. med. Sonja Schneider   Elberfelder Str. 15
                                         10555 Berlin

Prof. Dr. med. Matthias Löhr   Karolinska Institutet
                                         CLINTEC, K53
                                         Dept. of Surgical Gastroenterology
                                         SE-14186 Stockholm
                                         Schweden

Dr. med. Andreas Ruß   Fachärztliche internistische Praxis
                                         Kirchplatz 1, 83734 Hausham

Lektorat: Dr. Deborah Lorenz-Struve
Herstellung: Alexander Storck, Petra Rau, Ekaterina Zenz
Titelbild: Prof. Dr. med. Matthias Löhr

Wichtiger Hinweis
Der Stand der medizinischen Wissenschaft ist durch Forschung und klinische Erfahrung
ständig im Wandel. Autor und Verlag haben größte Mühe darauf verwandt, dass die
Angaben in diesem Werk korrekt sind und dem derzeitigen Wissensstand entsprechen.
Für die Angaben kann von Autor und Verlag jedoch keine Gewähr übernommen werden.
Jeder Benutzer ist dazu aufgefordert, Angaben dieses Werkes gegebenenfalls zu überprüfen
und in eigener Verantwortung am Patienten zu handeln.
Geschützte Warennamen (Warenzeichen) werden nicht besonders kenntlich gemacht.
Aus dem Fehlen eines solchen Hinweises kann also nicht geschlossen werden, dass es sich
um einen freien Handelsnamen handelt.

Die Deutsche Bibliothek verzeichnet diese Publikation in der Deutschen
Nationalbibliografie; detaillierte bibliografische Daten sind im Internet
über <http://dnb.ddb.de> abrufbar.

© 2009 Börm Bruckmeier Verlag GmbH
Nördliche Münchner Str. 28, 82031 Grünwald, www.media4u.com

1. Auflage, Juni 2009
ISBN 978-3-89862-521-0
Druck: L.E.G.O. S.p.A., in Lavis (TN), Italien

Vorwort zur 1. Auflage

Obwohl Pankreaserkrankungen oft nur als Randgebiet der Inneren Medizin betrachtet werden, ist ihr Spektrum weit und ihre Epidemiologie und Pathogenese vielfältig.

Ob als eigenständige Entität, Teil eines systemischen Geschehens oder eines hereditären Syndroms – in diesem **Pankreas XXS pocket 2009** werden sämtliche Pankreaserkrankungen kurz und kompakt dargestellt und ihre Ursachen sowie Diagnose- und Therapiemöglichkeiten anschaulich zusammengefasst. Zahlreiche Algorithmen zur Differenzialdiagnostik und zu speziellen Therapiekonzepten bieten fundierte Entscheidungshilfen an.

Mit dem **Pankreas XXS pocket 2009** wird dem Arzt in Klinik und Praxis ein Tool in die Hand gegeben, um Pankreaserkrankungen schnell zu erkennen und gezielt zu behandeln.

Autoren und Verleger   Grünwald, im Juni 2009

4 Inhalt

6 Inhalt

1. Einführung

1.1 Anatomie

Das 15–20 cm lange Pankreas liegt sekundär retroperitoneal. Die Bauchspeicheldrüse besteht aus den drei Abschnitten **Pankreaskopf** (Caput pancreatis), **Pankreaskörper** (Corpus pancreatis) und **Pankreasschwanz** (Cauda pancreatis). Der Pankreaskopf legt sich dem duodenalen „C" an und läuft im hakenförmigen Processus uncinatus aus. Das Pankreas entsteht embryonal aus einer ventralen und einer dorsalen Anlage. Diese beiden Anlagen verschmelzen in der Regel vollständig. Es entstent dann nur ein Ausführungsgang, der **Ductus pancreaticus**. Ein zusätzlicher **Ductus pancreaticus accessorius** entsteht, wenn die beiden Anlagen nicht vollständig miteinander verschmelzen. Die Blutversorgung der Bauchspeicheldrüse erfolgt über drei große Gefäße, die Arteria hepatica communis, die Arteria splenica (beide aus Truncus coeliacus) und die Arteria mesenterica superior. Kleinere Äste dieser drei Arterien anastomosieren zu einem Gefäßnetz. Das venöse Blut des Pankreas wird über die Vena splenica, die Vena pancreaticoduodenalis und die Venae mesentericae in die Vena portae und damit in die Leber geleitet. Das Pankreas ist eine **exokrine** und **endokrine** Drüse. Der **exokrine** Anteil produziert **Verdauungsenzyme**, die in Form eines serösen Sekrets in Azini freigesetzt und dort gespeichert werden. Drei bis fünf Azini eines sog. Drüsenbäumchens münden jeweils in gemeinsame Ausführungsgänge, die sich weiter vereinen und in die Hauptausführungsgänge münden. Der **endokrine** Anteil wird auch als **Inselorgan** (Langerhans-Inseln) bezeichnet. Er produziert die Hormone **Glukagon** (a-Zellen), **Insulin** (b-Zellen) und **Somatostatin** (c-Zellen), die direkt ins Blut abgegeben werden.

1.2 Fehlbildungen

Das **Pancreas divisum** entsteht, wenn die beiden Pankreasanlagen nicht miteinander verwachsen. Das **Pancreas anulare** ist eine angeborene Fehlbildung mit ringförmiger Umkleidung des Duodenums durch Pankreasgewebe, durch die es zu einer Duodenalstenose kommen kann. **Klinik:** rezidivierendes Erbrechen (meist im frühen Kindesalter), klinisches Bild der Magenausgangsstenose, evtl. asymptomatisch oder unspezifisches Völlegefühl. **Therapie** nur bei klinisch relevantem Befund: Umgehung der Enge durch Duodenoduodenostomie oder Duodenojejunostomie; möglichst keine Pankreastrennung wegen der Gefahr der Fistelbildung.

Ektopisches Gewebe des Pankreas (versprengtes Pankreasgewebe) kann u.a. im Zwölffingerdarm, im Magen oder im Meckel'schen Divertikel, einer Aussackung des Ileums (Krummdarm), vorkommen.

2.   Leitsymptome

2.1   Malassimilationssyndrom

2.1.1   Definitionen
- **Malassimilationssyndrom**: Symptomenkomplex unterschiedlicher Ursache infolge Maldigestion und Malabsorption oder Kombination von beidem
- **Maldigestion**: Störung der Verdauung im Magen-oder Darmlumen infolge einer verminderten bzw. fehlenden Aktivität pankreatischer oder Dünndarmmukosa-Enzyme oder infolge einer erniedrigten Gallensäurenkonzentration
- **Malabsorption:** Störung des Transports von Nahrungsmittelbestandteilen aus dem Darmlumen ins Blut- oder Lymphgefäßsystem

2.1.2   Ursachen der Malassimilation
Maldigestion
- Z.n. Magenresektion
- **Exokrine Pankreasinsuffizienz:** chronische Pankreatitis, Z.n. Pankreasresektion, Pankreaskarzinom, Mukoviszidose
- Mangel an konjugierten Gallensäuren
  - **Cholestase:** Verschlussikterus, intrahepatische Cholestase, primär biliäre Zirrhose
  - **Gallensäurenverlustsyndrom:** Ileumresektion, M. Crohn mit Befall des Ileums, Blind-Loop-Syndrom mit bakterieller Fehlbesiedelung nach Magenresektion oder Dünndarmdivertikel, Fistelbildungen

Malabsorption
- **Kurzdarmsyndrom** nach Dünndarmresektion
- **Erkrankungen des Dünndarms**
  - **Zöliakie:** allergische Reaktion gegen Gluten (Getreideeiweiß, z.B. in Weizen, Gerste, Roggen, Hafer); **Diagnose:** tiefe Duodenalbiopsie (Zottenatrophie), Antikörpernachweis; **Therapie:** glutenfreie Diät
  - **Chronische Infektionen mit Befall des Dünndarms:** z.B. Yersiniose, Amöbiasis, Parasitosen (Lamblien, Askariden, Strongyloiden etc.), Tbc
  - M. Crohn
  - Amyloidose des Dünndarms
  - **M. Whipple:** seltene bakterielle Infektion (Tropheryma whippelii) mit Malabsorption, Polyarthritis, LK-Schwellung; **Diagnose:** tiefe Duodenal-, besser Jejunalbiopsie; **Therapie:** Cephalosporine der 3. Generation und Cotrimoxazol für 1 Jahr
  - **Laktoseintoleranz:** angeborener oder sekundärer Laktasemangel mit Beschwerden nach Milchgenuss; **Diagnose:** Laktose-Toleranztest oder H_2-Atemtest; **Therapie:** Verzicht auf Milchprodukte
  - Primäre intestinale Lymphome
  - Strahlenenteritis

- **Arterielle Durchblutungsstörungen** bei Angina abdominalis
- **Venöse Durchblutungsstörung** bei chronische Rechtsherzinsuffizienz
- **Gestörte Lymphdrainage:** Hodgkin-/Non-Hodgkin-Lymphome, LK-Metastasen, selten idiopathische intestinale Lymphangiektasie
- **Endokrine Erkrankungen:** diabetische autonome Polyneuropathie, Hyperthyreose, VIPom, Zollinger-Ellison-Syndrom, Karzinoid u.a.

2.1.3 Klinik der Malassimilation

Hauptsymptome
- Gewichtsverlust/voluminöse Durchfälle, evtl. helle, glänzende Fettstühle (= Steatorrhoe).
- Meteorismus, Flatulenz (bakterielle Verwertung nicht resorbierbarer Kohlenhydrate).
- Symptome der Grunderkrankung

Mangelerscheinungen
- Ödeme, Aszites (Proteinmalabsorption und -verlust bei exsudativer Enteropathie)
- Hyperkeratose, Nachtblindheit, Konjunktivitis sicca (Vitamin-A-Mangel)
- Parästhesien, Knochenschmerzen, Osteomalazie (Vitamin-D- und Ca^{2+}-Mangel)
- Hämatome, vermehrte Blutungsneigung (Vitamin-K-Mangel)
- Neuropathien, Dermatitis (Mangel an B-Vitaminen)
- Anämie (Eisen-, Vitamin-B_{12}- und Folsäuremangel)

2.1.4 Klinik der Malabsorption

Symptome	Laborbefunde	Fehlende Nährstoffe
Diarrhoe	Stuhlgewicht ↑, Kalium i.S. ↓, pathologische Laktosetoleranz	Wasser, Elektrolyte
Steatorrhoe	Fett im Stuhl ↑, Serumcholesterin ↓	Lipide, Gallensäuren
Gewichtsverlust	Fett im Stuhl ↑, Chymotrypsin oder Elastase im Stuhl ↓; Xylose-Test ↓	Fett, Kohlenhydrate, Proteine
Anämie	Serumeisen ↓, Blutbild: hypochrome, mikrozytäre Anämie	Eisen
Perniziöse Anämie, Glossitis	BB: hypochrome, mikrozytäre Anämie; Schilling-Test pathologisch	Vit. B_{12}, Folsäure
Akrodermatitis	Zink i.S. ↓	Zink
Pellagra	Nikotinsäure ↓	B-Vitamin Niacin
Nachtblindheit, Hyperkeratose	Vitamin A ↓	Vitamin A

Gelenk- und Knochenschmerzen, pathologische Knochenfrakturen, Chvostek-Zeichen, Parästhesien, Muskelkrämpfe	Osteoporose, Osteomalazie, Kalzium ↓, alkalische Phosphatase ↑	Kalium, Magnesium, Kalzium, Vitamin D, Proteine; Aminosäuren
Blutungszeichen, Ekchymosen, Petechien, Hämorrhagien	PTT ↑	Vitamin K, Vitamin C
Ödeme	Gesamtprotein ↓, Albumin i.S. ↑	Proteine

2.1.5 Diagnose der Malassimilation
- **Anamnese:** Nahrungsmittelunverträglichkeiten? Operationen?
- **Klinik**
- **Stuhlinspektion:** Konsistenz, Farbe, Geruch, Fettauflagerung?
- **Differentialdiagnose:** Gewichtsverlust, Diarrhoe
- **Routinediagnostik:** BB, Serumeisen, Ferritin, Ca^{2+}, Mg^{2+}, Cholesterin, Gesamteiweiß, Albumin und Quick erniedrigt, alkalische Phosphatase erhöht
- **Erweiterte Labordiagnostik:** Folsäure, Vitamin A, D, B_{12} u.a. erniedrigt
- **Suchtest für Malassimilation:** Bestimmung von Stuhlfett (pathologisch: > 7 g/d) oder Stuhlgewicht (pathologisch: > 250 g/d) über 72 Stunden
- **14C-Triolein-Atemtest** (ohne und nach Pankreasenzymgabe): alternative Untersuchung zur Fettbestimmung im Stuhl, sofern diese nicht sicher durchführbar ist

Diagnose der Maldigestion: Malassimilation mit normalem D-Xylose- und Schilling-Test

Diagnose der Grunderkrankung der Maldigestion
- **Pankreasfunktionsdiagnostik:** Chymotrypsin + Pankreaselastase im Stuhl ↓, Pankreolauryl-Test, Sekretin-Pankreozymin-Test; bildgebende Verfahren: Sono, CT, MRP, MRCP, ERCP u.a.
- **Cholestase:** Bilirubin, aP, γ-GT, LAP; bildgebende Verfahren: Sono, CT, MRCP, ERCP; bei V.a. Gallensäurenverlustsyndrom SeHCAT-Test oder 14C-Glykocholat-Atemtest
- Diagnose einer bakteriellen Fehlbesiedelung durch H_2-Atemtest

Diagnose der Malabsorption
- **Malabsorption im oberen Dünndarm:** Malassimilation mit pathologischem D-Xylose- und normalem Schilling-Test (ggf. mit Intrinsic-Factor-Gabe)
- **Malabsorption im unteren Dünndarm:** Malassimilation mit normalem D-Xylose- und pathologischem Schilling-Test (auch nach Intrinsic-Faktor-Gabe)

Diagnose der Grunderkrankung der Malabsorption
- Stuhl auf pathogene Keime und Parasiten

- ÖGD u.a. mit tiefer Duodenalbiopsie (M. Whipple? Zöliakie? Amyloidose? Lymphangiektasie? Lymphom? etc.)
- Ileokoloskopie mit Biopsien aller Darmabschnitte (M. Crohn? Amyloidose? etc.)
- Röntgen-Doppelkontrastuntersuchung des Dünndarms nach Sellink, CT (Lymphome? Tumoren? Fisteln? Granulomatöse Veränderungen?)

2.1.6   Therapie der Malassimilation

Behandlung der Grundkrankheit; bei Fisteln/Blindsäcken: OP; bei Intoleranz gegen Nahrungsbestandteile diätetische Therapie (z.B. glutenfrei bei Zöliakie, milchproduktfrei bei Laktoseintoleranz); bei bakt. Fehlbesiedelung antibiotische Therapie (z.B. Doxycyclin)

Substitutionstherapie

(In der Akutphase und bei nicht ausreichenden kausalen Therapiemöglichkeiten)

- Bei schlechtem AZ vorübergehende, stufenweise gesteigerte hochkalorische parenterale Ernährung
- Parenterale Substitution von Vitaminen und Spurenelementen
- Bei chologener Diarrhoe und Fettresorptionsstörung Fettrestriktion (< 40 g/d) und Ersatz durch mittelkettige Triglyzeride; symptomatische Therapie leichterer Diarrhoen mit Colestyramin (Quantalan® 4 g/Btl.) 8–12 g/d, wenn probatorische Gabe über 3 Tage erfolgreich ist
- Bei exokriner Pankreasinsuffizienz Enzymsubstitution (z.B. Kreon® 25.000 Kps., ca. 1 Kapsel zu den Zwischenmahlzeiten und 2–3 Kapseln zu einer Hauptmahlzeit)
- Regulierung des Wasser- und Elektrolythaushalts

Behandlung des Kurzdarmsyndroms

- In der Akutphase (ca. 3 Wochen) parenterale Ernährung
- Bei Restdünndarm < 60–80 cm parenterale Dauerernährung (mit untertunneltem ZVK, z.B. Hickman-Katheter, auch in häuslicher Umgebung möglich)
- Bei Restdünndarm > 60–80 cm stufenweiser enteraler Kostaufbau, zunächst unter Verwendung chemisch definierter Diätlösungen (z.B. Oligopeptiddiät: Peptisorb®, Salvipeptid®); ggf. mit nasoenteraler Verweilsonde und Ernährungspumpe (z.B. Nutromat®); langsamer oraler Kostaufbauversuch unter Fettrestriktion und Substitution als MCT; parenterale Vitamin-Substitution; bei chologener Diarrhoe Versuch mit Colestyramin

2.2   Akuter Bauchschmerz, akutes Abdomen

2.2.1   Definition

Beim akuten Abdomen handelt es sich nicht um eine eigene Krankheitsentität, sondern vielmehr um einen Symptomenkomplex, der sich durch starken abdominellen Schmerz und mögliche Lebensbedrohlichkeit auszeichnet. Das akute Abdomen kann durch verschiedene Abdominalerkrankungen ausgelöst werden und ist eine vorläufige Alarmdiagnose. Das klinische Bild des akuten Abdomens ist durch das Auftreten heftiger Abdominalschmerzen mit Peritonitiszeichen und Kreislaufdysregulation gekennzeichnet.

2.2.2 Hauptsymptome

Schmerz; Abwehrspannung und Peritonismus; Kreislaufdysregulation (Kaltschweißigkeit, Hypotonie, Hypertonie, Blässe)

2.2.3 Schmerztypen

- **Viszeraler Schmerz:** plötzlicher, krampfhafter, kurzfristig gut lokalisierbarer Schmerz, der diffus wird und als brennend und dumpf bezeichnet wird; Patient versucht, sich durch Krümmen Erleichterung zu verschaffen, verhält sich dementsprechend sehr unruhig **Auslöser:** Entzündungen der Hohlorgane oder Ulkusperforation
- **Kolikschmerz:** an- und abschwellender, intermittierender, krampfhafter Schmerzverlauf und Krümmen des Patienten; **Auslöser:** Ileus, Gallen- und Uretersteine
- **Somatischer Schmerz:** schneidender, sich bei Bewegung stark verschlimmernder Schmerz, weshalb der Patient verhältnismäßig ruhig liegt; zunächst noch gut lokalisierbar, mit fortschreitender Ausbreitung der Reizung bzw. Entzündung des Peritoneums parietale zunehmend diffus; **Auslöser:** Appendizitis, Pankreatitis, Cholezystitis

2.2.4 Diagnostik

Obligate Diagnostik beim akuten Abdomen
- **Anamnese:** seit wann Beschwerden? Primäre Schmerzlokalisation? Übelkeit? Erbrechen? Durchfall? Schmerzcharakteristik? Voroperationen?
- **Klinische Untersuchung:** Narben? Druckschmerz? Loslassschmerz? Peritonismus? Abwehrspannung? Resistenzen?
- **Rektale Untersuchung:** Resistenzen? Druckschmerz? Douglas-Palpation (zweifingrig); Portioverschiebebeschmerz? Prostata vergrößert? Blut am Finger?
- **Blutbild:** Leukozytose? Hb-Abfall?
- **Serumwerte:** CRP, CK, CKMB, GOT, GPT
- **Gerinnung:** Gerinnungsstörung?
- **Blutgruppe:** OP-Vorbereitung
- **Urinstatus:** Bakterien? Leukozyten? Erythrozyten?
- **Sonographie:** Leber, Gallenwege, Gallenblase, Pankreas, Milz, Nieren, ableitende Harnwege, Dünndarmschlingen, Appendix, freie Bauchhöhle, Harnblase, Adnexen, Douglas

Fakultative Diagnostik beim akuten Abdomen
- **Abdomenübersicht im Liegen und im Stehen:** Spiegel? Freie Luft? Pathologische Luft im Dünndarm? Luft in den Gallenwegen?
- **Lungenübersichtsaufnahme:** freie Luft unter dem Zwerchfell? Zwerchfellhernie? Pleuraerguss? Pneumothorax? Herzkonfiguration?
- **Gastrografinpassage:** bei Spiegeln/Luft im Dünndarmbereich und voroperierten Patienten (Dünndarmstenose?), ggf. CT
- **Gastrografin-Kontrasteinlauf:** Spiegel im Dickdarmbereich (Dickdarmstenose?), ggf. CT

- **CT Abdomen:** bei unklarer Resistenz/Abszessverdacht
- **Notfallendoskopie:** bei Bluterbrechen oder Teerstuhl; V.a. kompliziertes Ulkus
- **Elektive Endoskopie:** bei V.a. unkompliziertes Magen-/Duodenalulkus
- **ERCP:** bei Cholestase (Bilirubin, alkalische Phosphatase erhöht), ggf. CT

2.2.5   Schmerzlokalisation rechter Oberbauch

	Anamnese	Schmerzen	Hauptsymptom	Diagnose-sicherung	Therapie
Ulkusperfora-tion	Evtl. Ulkus-leiden, sonst leer	Plötzlich, sehr heftig	Bretthartes Abdomen	Röntgen-Abdomen	OP
Cholezystitis, Cholezysto-lithiasis	Ggf. Steine bekannt, Koliken	Kolik oder konstanter Druck-schmerz	Lokaler Druck-schmerz, Murphy-Zeichen positiv, Fieber	Sono-Abdo-men	Je nach Befund konservativ, Papillotomie, OP
Pankreatitis	Diätfehler, Alkoholexzess, Arzneimittel-NW	Plötzlich, heftig	Druckschmerz Oberbauch, „Gummibauch", Darmparalyse	Amylase und Lipase im Serum und Urin, CT	Je nach Befund konservativ, seltener OP
Nierenstein	Steine häufig bekannt, Koliken	Kolik, Aus-strahlung in die Leisten	Hämaturie, Darm-paralyse, Übelkeit	Sono-Abdo-men, Urinsta-tus	Spasmolytikum
Appendizitis	Kurz, aus Wohlbefinden, Übelkeit	Zuerst para-umbilikal, dann rechter Mittel-, Ober- oder Unterbauch	Starker Druck-, Loslassschmerz (kontralateral: Blumberg-Zeichen), McBurney +; Lanz +; retrogra-des Darmausstrei-chen in Richtung Appendix (Rovsing-Zeichen), Psoas +, Douglas-Schmerz, kaum Abwehrspannung	Klinik, US	Append-ektomie
Pneumonie, Pleuritis	Oft Erkältung	Verstärkt beim Atmen	Fieber, ggf. Dämp-fung, Reibe-, Rasselgeräusche	Auskultation, Röntgen-Thorax	Konservativ

2.2.6 Schmerzlokalisation rechter Unterbauch

	Anamnese	Schmerzen	Hauptsymptom	Diagnose-sicherung	Therapie
Appendizitis	Kurz, aus Wohlbefinden	Primär Oberbauch, Nabel, später rechter Unterbauch	Druckschmerz, Peritonismus	Klinisch, US	OP
Adnexitis	Häufig nach Mens, Abort	Unterleib, heftig, „mehr hinter der Symphyse"	Fieber, Unterleibschmerzen	Gyn. Untersuchung, Portioverschiebeschmerz	Antibiotika, selten OP
Stielgedrehte Ovarialzyste	Leer, ggf. Druckgefühl	Plötzlich, heftig	Starke Unterbauchschmerzen	Gyn. Untersuchung, Sono	OP
Morbus Crohn	Häufig bekannt, hohe Stuhlfrequenz, Blut-Schleim-Auflagerungen	Unspezifisch, oft im Mittelbauch	Fieber, lokaler Peritonismus	Röntgen-Abdomen, ggf. tastbarer Konglo-merat-tumor	Bei Perforation OP, sonst zunächst konservativ
Mesenterial-infarkt	Absolute Arrhythmie	Akut, sehr heftig, im gesamten Abdomen	Heftige Schmerzen, zunehmend schlechter Zustand bei nur geringem Lokalbefund	Laktat-, LDH-Bestimmung, Angiographie, Exploration	OP
Harnleiter-stein	Steinleiden oft bekannt, Koliken	Kolik, Ausstrahlung in Hoden, Labien, Oberschenkel	Kolik, Hämaturie, Darmparalyse	Sono, Urinstatus, Urogramm	Spasmolytika

2.2.7 Schmerzlokalisation linker Oberbauch

	Anamnese	Schmerzen	Hauptsymptom	Diagnose-sicherung	Therapie
Ulkus-perforation	Evtl. Ulkusleiden, sonst leer	Plötzlich, sehr heftig	Brettharte Abdomen	Röntgen-Abdomen	OP
Akute Pankre-atitis	Diätfehler, Alkoholexzess, Arzneimittel-NW	Plötzlich, heftig	Druckschmerz Oberbauch, „Gummibauch", Darmparalyse	Amylase und Lipase im Serum und Urin, CT	Je nach Befund konservativ, selten akut OP, aber häufig intensivmed.

Milzruptur	Trauma, Leukosen	Kurz, unspezifisch	Volumenmangel-schock, wenig Peritonismus	Sono-Abdomen	OP
Pyelonephritis	Oft leer	Heftig, in die Flanke ausstrahlend	Fieber, Schüttelfrost, Nierenlagerklopfschmerz	Urinstatus	Antibiotika
Herzinfarkt	Oft KHK	Plötzlich, Vernichtungsschmerz	Schmerz, Rhythmusstörungen, ggf. Schock	EKG, LDH, CK, CKMB	Morphin zur Schmerzstillung, Sauerstoff über Nasensonde, Nitrate, Heparin; Lyse, Herzkatheter
Pneumonie, Pleuritis	Oft Erkältung	Verstärkt beim Atmen	Fieber, ggf. Dämpfung, Reibe-, Rasselgeräusche	Auskultation, Röntgen-Thorax	Konservativ

2.2.8 Schmerzlokalisation linker Unterbauch

	Anamnese	Schmerzen	Hauptsymptom	Diagnosesicherung	Therapie
Divertikulitis	Oft rezidiv. linksseitige Unterbauchschmerzen, Stuhlunregelmäßigkeiten	Links diffus, oft kolikartig	„Linksseitige Appendizitis", Fieber, ggf. tastbare Walze	Röntgen-Kontrasteinlauf	Bei Perforation OP, sonst konservativ, Nahrungskarenz, Antibiotika
Adnexitis	Häufig nach Mens, Abort	Unterleib, heftig, „mehr hinter der Symphyse"	Fieber, Unterleibschmerzen	Gyn. Untersuchung, Portioverschiebeschmerz	Antibiotika, selten OP
Extrauteringravidität, Ruptur	Ausgebliebene Regel, positiver Schwangerschaftstest	Plötzlich, heftig	Ggf. Schock, Schmerz	Sono-Abdomen (freie Flüssigkeit), positiver Schwangerschaftstest	OP
Harnleiterstein	Steinleiden oft bekannt, Koliken	Kolik, Ausstrahlung in Hoden, Labien, Oberschenkel	Kolik, Hämaturie, Paralyse	Sono-Abdomen, Urinstatus, Urogramm	Spasmolytika

2.2.9 Schmerzlokalisation Mittelbauch und gesamtes Abdomen

	Anamnese	Schmerzen	Hauptsymptom	Diagnose-sicherung	Therapie
Appendizitis	Kurz, aus Wohlbefinden, Übelkeit	Zuerst paraumbilikal, dann rechter Mittel-, Obero. Unterbauch	Starker Druckschmerz, Psoas positiv, kaum Abwehrspannung	Klinik	Appendektomie
Enteritis	Durchfälle, Erbrechen	Krampfartig, diffus	Durchfall, Erbrechen, Hyperperistaltik, quatschende Darmgeräusche bei Palpation	Klinik	Adäquate Flüssigkeitszufuhr, in schweren Fällen parenterale Ernährung, ggf. Antibiotika
Gedeckte Aortenaneurysmenruptur	Älterer Patient, Hypertonie, Gefäßsklerose	Plötzlich, in den Rücken ausstrahlend	Schock, periphere Durchblutungsminderung, paralytischer Ileus	Sono, CT, Angiographie	OP
Mesenterialinfarkt	Absolute Arrhythmie	Akut, sehr heftig, im gesamten Abdomen	Heftige Schmerzen, zunehmend schlechter Zustand bei nur geringem Lokalbefund	Laktat, LDH im Serum Angiographie, Exploration	OP
Invagination, Volvulus	Alter	Im Mittelbauch, anfänglich kolikartig, später konstant	Bauchschmerz und Ileusbild, Erbrechen, Durchfälle, Blut im Stuhl	„Tastbare Walze", rektal-digital Blutspuren, Sono	Gastrografin-Kontrasteinlauf, sonst OP
Bridenileus	Voroperation	Meist kolikartig, diffus im Abdomen	Ileus, Erbrechen, je nach Höhe der Obstruktion unterschiedlich stark	Röntgen-Abdomen, ggf. Gastrografingabe oral, Sono	OP

2.3   Akute Diarrhoe

2.3.1   Definition

Vermehrte Stuhlfrequenz ($\geq$ 3/d), erhöhtes Stuhlgewicht ($\geq$ 200 g/d) über max. 2 Wochen; oft begleitet von Koliken, Übelkeit, Erbrechen

2.3.2   Pathophysiologie

- Fäko-orale Übertragung durch kontaminierte Lebensmittel
- Durch Zytotoxin (Verotoxin, Shiga-like Toxin) vermittelte inflammatorische, invasiv-zytotoxische/exsudative Diarrhoe
- Durch Enterotoxin (Choleratoxin) vermittelte nichtinflammatorische, sekretorische Diarrhoe

2.3.3   Anamnese

- Stuhlfrequenz/-konsistenz/-beimengungen (Schleim, Blut, Eiter)
- Schmerzen, Übelkeit/Erbrechen
- Fieber, Reise-/Nahrungs-/Medikamentenanamnese (Antibiotika?)

2.3.4   Diagnostik

- Indikation zur Diagnostik (siehe Algorithmus → S. 18)
- Stuhlmikroskopie, Stuhlkultur (bei leichtem Verlauf in $\leq$ 5% d.F. positiv, bei schwerem in 85% d.F. positiv)
- Ggf. Toxinnachweis im Stuhl mit EIA (z.B. Shiga-Toxin von EHEC; Clostridien-Toxin)

2.3.5   Differenzialdiagnose/-diagnostik

Endoskopie bei V.a. Erstmanifestation einer entzündlichen Darmerkrankung, V.a. pseudomembranöse Colitis oder ischämische Colitis

2.3.6   Therapie

Supportiv

- **Rehydration** (peroral: K$^+$ haltige Salz-Zucker-Lösung, z.B. Elotrans® oder WHO-Lösung [Composition of WHO Oral Rehydration Solution (ORS) for diarrheal illness]: 3,5 g NaCl, 2,5 g NaHCO$_3$, 1,5 g KCl, 20 g Glukose auf 1.000 ml Wasser)
- **Diät** (z.B. Weizenbrot, Kartoffeln, Reis, Nudeln, Salz, Suppen, Bananen)
- Ggf. **Loperamid** (bei nichtinflammatorischer Diarrhoe)

Empirisch antiinfektiv

Bei inflammatorischer Reisediarrhoe, schwerer Diarrhoe (Stuhlfrequenz > 8/d, blutig, Fieber, Dehydratation, $\geq$ 1 Woche, erforderliche Hospitalisation), Immuninkompetenz

- **1. Wahl:** Gyrasehemmer (Ciprofloxacin) über 3–5 Tage
- **2. Wahl:** Makrolid (Azithromycin)
- Ggf. Metronidazol bei V.a. Amöben, Lamblien oder pseudomembranöse Colitis

Spezifisch antiinfektiv (Algorithmus s.u.)

- Akute Salmonella enteritides/typhimurium-Infektion: keine Antibiose empfohlen wegen prolongierter Erregerausscheidung und erhöhtem Rezidivrisiko (Ausnahme: ≥ 70 Jahre, Immuninkompetenz, Herzklappenfehler, prothetisches Material)
- Chronifizierung einer Salmonelleninfektion (pos. Stuhlkulturen ≥ 1 Jahr): antibiotische Sanierung (Ciprofloxacin) und ggf. Cholezystektomie
- EHEC: keine antibiotische Therapie wegen des Risikos einer gesteigerten Toxinfreisetzung und erhöhtem HUS-Risiko
- Campylobacter jejuni: zunehmend Resistenzen gegen Ciprofloxacin (in Asien z.T. 80%), daher ggf. Azithromycin bevorzugen

2.3.7 Meldepflicht bei akutinfektiöser Gastroenteritis

(V.a. Erkrankung bei ≥ 2 Personen), erregerspezifisch

- Bei **Verdacht** auf Salmonella typhi/paratyphi; Vibrio cholerae; Norwalk, Rota, HAV, HEV
- Bei **Erkrankung** an Salmonella typhi/paratyphi; Vibrio cholerae; Norwalk, Rota, HAV, HEV
- Bei **Tod** durch Salmonella typhi/paratyphi; Vibrio cholerae; Norwalk, Rota, HAV, HEV

2.3.8 Algorithmus akute infektiöse Diarrhoe

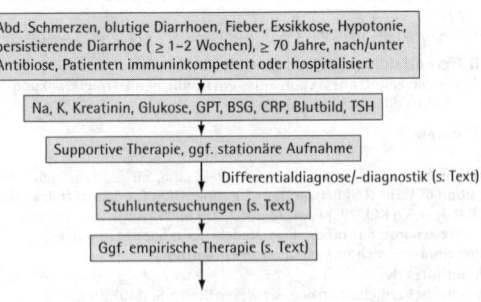

Abd. Schmerzen, blutige Diarrhoen, Fieber, Exsikkose, Hypotonie, persistierende Diarrhoe (≥ 1–2 Wochen), ≥ 70 Jahre, nach/unter Antibiose, Patienten immunkompetent oder hospitalisiert

↓

Na, K, Kreatinin, Glukose, GPT, BSG, CRP, Blutbild, TSH

↓

Supportive Therapie, ggf. stationäre Aufnahme

Differentialdiagnose/-diagnostik (s. Text)

Stuhluntersuchungen (s. Text)

↓

Ggf. empirische Therapie (s. Text)

↓

Shigella [a] [(c)] Campylobacter jejuni [a, b] EHEC (0157:H7) [k] EIEC, EPEC [a] [(c)] Clostridium difficile (Toxin A/B) [f (Vanco)] Yersinia enterocolitica [a] [(c)] Salmonella typhi/paratyphi [x, y, z] Entamoeba histolytica [f+h]	Salmonella enteritides/typhimurium [k (a, e, c)] ETEC [a] [(c)] Clostridium perfringens (Toxin A) [k] Bacillus cereus (Toxin) [k] Staphylokokkus aureus (Toxin) [k] Vibrio cholerae [x, y, z/d (c, a)] Giardia lamblia [f] Cryptosporidien [h+b], Mikrosporidien [g] Norwalk, Rota, HAV/HEV [x, y, z]

Ggf. spezifische Therapie
Therapie der Wahl: [a] Gyrasehemmer (Ciprofloxacin), [b] Makrolid (Azithromycin), [c] TMP/SMX, [d] Doxycyclin, [e] Cephalosporin III (Ceftriaxon); Nitroimidazole: [f] Metronidazol, [g] Albendazol, [h] Paramomycin; Virostatika: [i] Ganciclovir, [j] Aciclovir; [k] keine Antibiose empfohlen
Alternative Therapie: in Klammern

Ggf. Meldung an Gesundheitsamt
Meldepflicht: akute infektiöse Gastroenteritis (V.a., Erkrankung) bei ≥ 2 Personen; erregerspezifisch: [x] V.a., [y] Erkrankung, [z] Tod

2.4 Chronische Diarrhoe

2.4.1 Definition

≥ 3 ungeformte Stuhlgänge/Tag oder eine vom Patienten beobachtete deutliche Verminderung der gewohnten Stuhlkonsistenz über einen Zeitraum > 4 Wochen

2.4.2 Anamnese

- Stuhlcharakteristika? (Evtl. Stuhlprotokoll anlegen lassen)
- Vermehrte Stuhlgänge? Gestörte Kontinenzfunktion? Häufiges Absetzen kleiner Stuhlmengen bei Proktitiden?
- Begleit- und Vorerkrankungen?

2.4.3 Diagnostik

Basisdiagnostik
- Körperliche Untersuchung
- Bestimmung von Elektrolyten im Serum, Blutbild, Differentialblutbild (→ Eosinophilie), Schilddrüsenwerte
- Stuhlvisite (Konsistenz, Geruch, Farbe, Beimischungen, Schleim, unverdaute Nahrungsbestandteile)

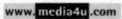

- Mikrobiologische Untersuchungen (mögliche infektiöse Ursachen bei immundefizienten Patienten)

Gastroenterologische Basisdiagnostik

- Gastroduodenoskopie mit Entnahme tiefer Biopsien (→ M. Whipple, Zöliakie)
- Koloskopie mit Stufenbiopsien (→ mikroskopische Kolitiden)
- Labor: Endomysium- und Transglutaminase-Antikörper (→ Zöliakie); Elastase im Stuhl (→ exokrine Pankreasinsuffizienz)

Gastroenterologische Spezialdiagnostik

- H_2-Atemteste nach oraler Gabe von Glukose oder Laktulose (Erfassung einer bakteriellen Überwucherung des Dünndarms; geringere Sensitivität als direkte Keimzahlbestimmung in der Jejunalflüssigkeit)
- Fastentest (positiver Fastentest kann Hinweise auf osmotische Diarrhoe bei Malabsorption [Sprue, Laktoseintoleranz, M. Whipple, bakterielle Überwucherung] oder Einnahme osmotisch wirksamer Laxantien geben
- Bestimmung von 5-Hydroxindolessigsäure im 24-h-Urin (→ Karzinoidtumoren)
- Bestimmung von VIP, bildgebende Diagnostik (→ VIPom)
- Bestimmung von Gastrin basal; Sekretintest, radiol. Lokalisationsdiagnostik (→ Gastrinom)
- Bestimmung von Glukagon, bildgebende Diagnostik (→ Glukagonom)
- Bestimmung ^{75}SeHCAT-Test und 7α-Hydroxy-4-Cholesten-3-one (intermediate in der Gallensäurensynthese) im Serum (→ Nachweis eines Gallensäurenmalabsorptions-Syndroms)

2.4.4   Algorithmus chronische Diarrhoe

Anamnese
Stuhl: Frequenz, Konsistenz, Aussehen (Blutbeimengungen, Fettstuhl); Beginn/Dauer, nächtliche Durchfälle, Stuhlprotokoll, Ausschluss Stuhlinkontinenz; Schmerzen, Begleit- und Vorerkrankungen, Strahlentherapie, epidemiologische Daten (z.B. Auslandsreisen, Nahrungsmittelallergien, -unverträglichkeiten), Medikamenten- und Laxantieneinnahme, HIV-Infektion, Gewichtsabnahme, Flush, Arthritiden

---

Basisdiagnostik
Körperliche Untersuchung | Laboruntersuchungen (Natrium, Kalium, BSG, Blutbild, Differentialblutbild, Schilddrüsenhormone) | Mikrobiologische Untersuchung auf Wurmeier und Parasiten, bei Immundefizienz breiteres Erregerspektrum | Stuhlvisite

```
┌──────────────────────────────────────────────────────────────────┐
│ Verdachtsdiagnose: weitere zielgerichtete Diagnostik               │
└──────────────────────────────────────────────────────────────────┘
```

Gastroenterologische Basisdiagnostik
Koloskopie mit Stufenbiopsien (Histologie, evtl. Mikrobiologie)
Gastroskopie mit tiefen Biopsien
Laktosetoleranztest oder H2-Atemtest mit Laktose
Labor: Antitransglutaminase- und Antiendomysium-Antikörper, Fett im Stuhl

```
┌──────────────────────────────────────────────────────────────────┐
│ Verdachtsdiagnose: Weitere zielgerichtete Diagnostik               │
└──────────────────────────────────────────────────────────────────┘
```

Gastroenterologische Spezialdiagnostik
H2-Atemtest mit Glukose oder Laktulose (bakterielle Überwucherung des Dünndarms).
48-h-Fastentest oder osmotische Lücke im Stuhlwasser
(Serumosmolarität − 2 x ([Na]+[K]).
Stuhluntersuchung auf Lamblien (Antigennachweis); Stuhlgewicht
Röntgen-Dünndarm nach Sellink in Kombination mit MRT des Dünndarms
5-Hydroxyindolessigsäure im 24-h-Urin, Serumbestimmung von Gastrin
(und Sekretintest), vasoaktives intestinales Polypeptid (VIP), Glukagon
[75] SeHCAT-Test oder Serumkonzentration von 7α–Hydroxy-4-Cholesten-3-one

2.5   Ikterus

2.5.1   Definition
Ablagerung von Bilirubin in Gewebe und Gelbfärbung von Haut und Schleimhäuten
Einteilung in prähepatischen, hepatischen und posthepatischen Ikterus

2.5.2   Pathophysiologie
Bilirubin ist zu 85% Abbauprodukt von Hämoglobin. 300 mg Bilirubin entstehen täglich
und werden gekoppelt zur Leber transportiert. Konjugation von Bilirubin und Glukuron
säure zur wasserlöslichen Form mit Hilfe der UDP-Glucuronyltransferase. Ausscheidung
über die Gallenwege. Reduktion im Darm von Bilirubin zu Urobilinogen. 80% werden mit
der Fäzes ausgeschieden, 20% werden über den enterohepatischen Kreislauf rück-
resorbiert, ein geringer Teil über die Niere eliminiert.
Neugeborenenikterus: durch verminderte Aktivität der UDP-Glucuronyltransferase sowie
verkürzte Lebensdauer fetaler Erythrozyten.

2.5.3   Prähepatischer Ikterus
Stuhl normal gefärbt; indirekte Hyperbilirubinämie (meist über 80% indirektes Bilirubin):
• Ursachen: Hämolyse (LDH? Retikulozyten? Haptoglobin?), ineffektive Erythropoese
• Stuhl normal gefärbt

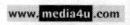

2.5.4   Hepatischer Ikterus

Differentialdiagnose verlangt

- **genaue Anamnese** (Lebererkrankungen in der Vorgeschichte/Familie, Alkohol, Medikamente, Herbalia, Chemikalien, Transfusionen, Risikoverhalten, Auslandsaufenthalte) **und**
- **klinische Untersuchung** (u.a. Gynäkomastie, weiblicher Behaarungstyp, Aszites, Dupuytren-Kontraktur, Stuhl- und Urinfarbe).

Diagnose

- **Sonographie:** fokale Läsionen (lebereigene Tumoren, Metastasen), diffuse Parenchymschäden (infektiöse, toxische, autoimmune, hereditär-metabolische, vaskuläre Genese) → weitere Evaluation
- Stuhl acholisch, hell; bierbrauner Urin, Pruritus

Ursachen

- **Störung der Bilirubinaufnahme:** Leberzellschädigung (z.B. bei einer Virushepatitis oder bei akutem Leberversagen), Interaktion mit Medikamenten (z.B. Antibiotika)
- **Störung der Bilirubinkonjugation:** Leberzellschäden, genetische Erkrankungen (M. Gilbert-Meulengracht, Crigler-Najjar-Syndrom [herabgesetzte Aktivität der UDP-Glucuronyltransferase und somit erschwerte Bildung konjugierten Bilirubins])
- **Störung des Bilirubintransports:** Leberzellschäden unterschiedlichster Ursache, genetische Erkrankungen (Dubin-Johnson-Syndrom [Inaktivität des Multispecific Organic Anion Transporter (MOAT), dadurch reduzierter Transport von konjugiertem Bilirubin in die Gallenkapillaren und Übertritt ins Blut], Rotor-Syndrom)

2.5.5   Posthepatischer Ikterus

Störung des Gallenabflusses durch eine Gallenwegsobstruktion; je nach Ausprägung Entfärbung des Stuhls und Braunfärbung des Urins

Ursachen

- Choledocholithiasis (häufigste Ursache), meist assoziiert mit Schmerzen
- Schmerzloser Ikterus, meist malignomverdächtig (Karzinom der Gallenblase, des Pankreas, der Gallengänge [CCC], der Papille oder bei Kompression durch patholog. Lymphknoten)
- Dominante Strikturen der extrahepatischen Gallengänge bei primärsklerosierender Cholangitis (PSC)
- Benigne Choledochusstenosen
- Selten: Duodenaldivertikel oder Mirizzi-Syndrom (Verschlussikterus infolge von Kompression des Ductus hepaticus communis durch ein Konkrement im Gallenblasenhals oder im Ductus cysticus)

2.5.6 Diagnostischer Algorithmus beim Ikterus

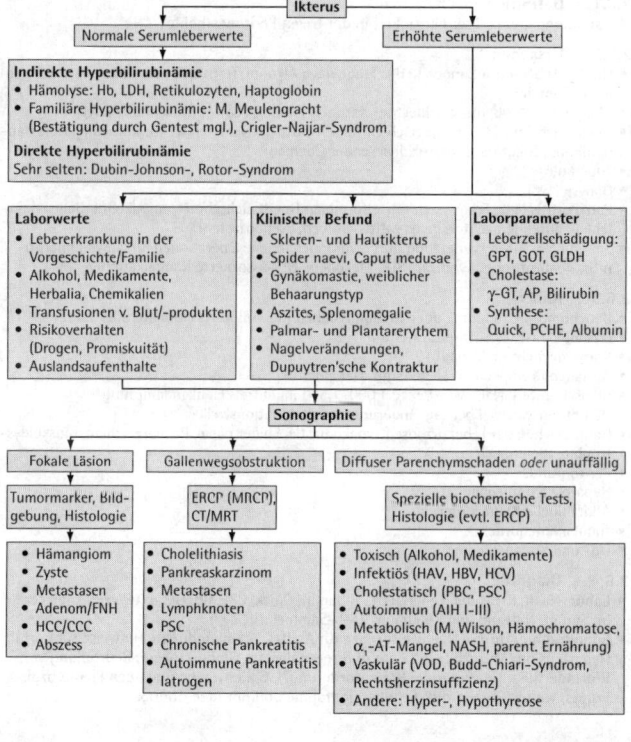

Ikterus

Normale Serumleberwerte / **Erhöhte Serumleberwerte**

Indirekte Hyperbilirubinämie
- Hämolyse: Hb, LDH, Retikulozyten, Haptoglobin
- Familiäre Hyperbilirubinämie: M. Meulengracht (Bestätigung durch Gentest mgl.), Crigler-Najjar-Syndrom

Direkte Hyperbilirubinämie
Sehr selten: Dubin-Johnson-, Rotor-Syndrom

Laborwerte
- Lebererkrankung in der Vorgeschichte/Familie
- Alkohol, Medikamente, Herbalia, Chemikalien
- Transfusionen v. Blut-/-produkten
- Risikoverhalten (Drogen, Promiskuität)
- Auslandsaufenthalte

Klinischer Befund
- Skleren- und Hautikterus
- Spider naevi, Caput medusae
- Gynäkomastie, weiblicher Behaarungstyp
- Aszites, Splenomegalie
- Palmar- und Plantarerythem
- Nagelveränderungen, Dupuytren'sche Kontraktur

Laborparameter
- Leberzellschädigung: GPT, GOT, GLDH
- Cholestase: γ-GT, AP, Bilirubin
- Synthese: Quick, PCHE, Albumin

Sonographie

Fokale Läsion

Tumormarker, Bildgebung, Histologie
- Hämangiom
- Zyste
- Metastasen
- Adenom/FNH
- HCC/CCC
- Abszess

Gallenwegsobstruktion

ERCP (MRCP), CT/MRT
- Cholelithiasis
- Pankreaskarzinom
- Metastasen
- Lymphknoten
- PSC
- Chronische Pankreatitis
- Autoimmune Pankreatitis
- Iatrogen

Diffuser Parenchymschaden *oder* unauffällig

Spezielle biochemische Tests, Histologie (evtl. ERCP)
- Toxisch (Alkohol, Medikamente)
- Infektiös (HAV, HBV, HCV)
- Cholestatisch (PBC, PSC)
- Autoimmun (AIH I-III)
- Metabolisch (M. Wilson, Hämochromatose, α_1-AT-Mangel, NASH, parent. Ernährung)
- Vaskulär (VOD, Budd-Chiari-Syndrom, Rechtsherzinsuffizienz)
- Andere: Hyper-, Hypothyreose

2.6 Aszites

2.6.1 Definition

Ansammlung von seröser Flüssigkeit in der freien Peritonealhöhle

2.6.2 Ursachen

- Häufig: Lebererkrankungen (81%; Frage nach Alkohol, Transfusionen, Lebererkrankungen in der Familie)
- Malignome (10%; meist schlechter Karnofsky-Index, Aszites oft schmerzhaft)
- Herzinsuffizienz (3%; Frage nach chronisch-obstruktiver Atemwegserkrankung, Herzklappenfehler, Nikotinabusus, rezidivierendes Ödemen)
- Tuberkulose (2%)
- Dialyse (1%)
- Pankreatitis (1%; Frage nach gürtelförmigen Oberbauchschmerzen, Alkohol, Gallensteinleiden, durchgemachten Pankreatitisschüben, Pseudozysten)
- Selten (2%): Ureterverletzung durch vorangegangene Operationen, Chlamydienperitonitis, nephrotisches Syndrom, SLE, Myxödem, HIV-assoziierte Komplikationen

2.6.3 Klinik

- Bauchumfangszunahme über wenige Wochen (bei Adipositas Monate oder Jahre)
- Dyspnoe, rasches Sättigungsgefühl
- Körpergewicht im Verlauf
- Ausladende Flanken im Liegen, ggf. Nabelhernie
- Klinisch untere Nachweisgrenze 1.000–1.500 ml mittels Flankendämpfung
- Dämpfungswechsel bei Lageänderung und Fluktuationswelle
- Hauptzeichen der Leberzirrhose (Gynäkomastie, Spider naevi, Palmarerythem, Muskeldystrophie, Weißnägel)
- Peritonismus
- Hepatosplenomegalie
- Abdominelle Raumforderung
- Jugularvenendruck
- Lid- und Knöchelödeme

2.6.4 Diagnose

- **Labor**: Na, K, Kreatinin, Leberwerte, Albumin, Quick, CRP, BB, Gesamteiweiß, Triglyceride im Serum; Natrium und Kalium im 24-h-Sammelurin
- **Sonographie**: Untere Nachweisgrenze für Aszites: 50 ml; indirekte Hinweise für portale Hypertension: Milzgröße ≥ 12 cm und rekanalisierte Umbilikalvene; Beurteilung von Pfortaderfluss, Lebermorphe (Raumforderung?), Gallenwegen und auch Pleura bzgl. Erguss; weiterführend ggf. Echokardiographie und Röntgen-Thorax

Aszites 25

- **Parazentese**
  - **Farbe:** normalerweise klar, hell- bis strohgelb; blutig tingierter Aszites kann durch Parazentese verursacht sein. Hämorrhagischer Aszites kann auf Blutbeimengungen hinweisen, z.B. bei tuberkulöser Peritonitis, Peritonealkarzinose oder Blutung nach Trauma/Gefäßruptur. Milchiger Aszites, verursacht durch Lymphe (= Chylaskos), tritt bei Tumoren (z.B. Lymphom) sowie nach Operationen und abdominellen Eingriffen auf. Bei undichten Lymphgefäßen ist im Aszites eine höhere Triglyzeridkonzentration als im Serum zu erwarten. Gallefarbener, dunkelbrauner Aszites mit einer Bilirubinkonzentration > 6 mg/dl (> 103 μmol/l) und einem Bilirubinquotienten Aszites/Serum > 1 weist auf eine biliäre Leckage hin.
  - **Zellzahl (inkl. Differenzierung):** bei über 250 Granulozyten/mm³ hochgradiger V.a. spontan bakterielle Peritonitis (diagnostische Sensitivität 84%, Spezifität 93%). Mehr als 10% eosinophile Granulozyten weisen auf allergische oder parasitäre Erkrankungen, Autoimmunerkrankungen, Tuberkulose oder Malignom hin.
  - **Serumalbumin minus Aszitesalbumin (Albumin-Differenz, Serum-Aszites-Albumin-Gradient):** Bei Patienten mit einer Albumin-Differenz ≥ 1,1 g/dl besteht mit einer diagnostischen Sensitivität von 97% eine portale Hypertension. Auch Mischformen (Leberzirrhose und Peritonealkarzinose oder tuberkulöse Peritonitis) und kardialer Aszites führen zu einer Albumin-Differenz ≥ 1,1 g/dl; Albumin-Differenz < 1,1 g/dl spricht gegen portale Hypertension und findet sich bei Peritonealkarzinose, Peritonealtuberkulose, pankreatischem Aszites, nephrotischem Syndrom oder Serositis
  - **Bakteriologie:** Beimpfen von Blutkulturflaschen mit Aszites (diagnostische Sensitivität von > 85%).
  - **Zytologie:** Aszites mit 50%igem Ethanol im Verhältnis 1 : 1 versetzen, wenn Material nicht sofort verarbeitet werden kann.
  - **Weitere Untersuchungen:** Gesamteiweiß, Glukose, LDH, Amylase, Cholesterin, Lactat, pH, CEA, CA 19–9.

2.6.5 Therapie
- **Behandlung der ursächlichen Erkrankung**
- **Leichte Fälle des Aszites**
  - **Natriumrestriktion:** Limitierung der NaCl-Zufuhr auf 2 g (88 mmol)/d
  - **Gabe von Aldosteronantagonisten:** Spironolacton (initial 100 mg/d; max. 400 mg/d; Therapieerfolg tritt erst nach 1 Woche ein, erkennbar an gesteigerter Natriurese und Gewichtsabnahme. CAVE: Hyperkaliämie)
  - **Engmaschige Gewichts- und Elektrolytkontrollen** (im Serum und Urin)
  - Flüssigkeitsbilanz
- **Mittelschwere Fälle:** zusätzlich Schleifendiuretikum Furosemid (initial 20–40 mg/d) oder Torasemid (5–20 mg/d); schonende Gewichtsabnahme, nicht über 500 g/d
- **Therapierefraktäre Fälle** (fehlendes Ansprechen auf Kochsalzreduktion und max. diuretische Therapie, nach Ausschluss einer spontan bakteriellen Peritonitis)
  - **Parazentese:** Therapeutische Aszitespunktion und Albumin i.v. (6–8 g Albumin pro Liter Aszites); anschließend Aszitesprophylaxe mit Diuretika
  - **TIPS:** in 70% d.F. Verminderung des Aszites

2.6.6   Aszites, Paranzentese

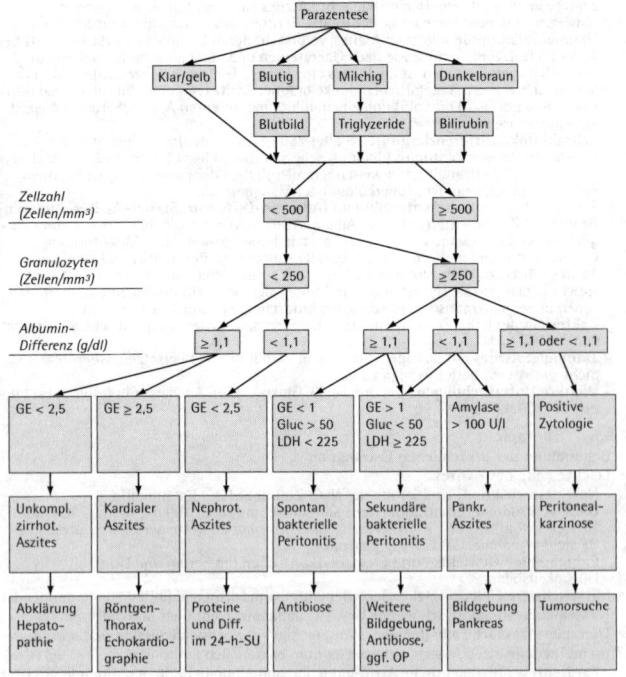

Zellzahl (Zellen/mm³)

Granulozyten (Zellen/mm³)

Albumin-Differenz (g/dl)

Abk.: GE: Gesamteiweiß (g/dl), Gluc: Glukose (mg/dl), LDH: Laktatdehydrogenase (U/l)

2.7   Gewichtsverlust

2.7.1   Definition

Alle klinisch relevanten Mangelzustände, die entweder durch die Ernährung selbst oder durch den persönlichen Bedarf an Energie und Nährstoffen bestimmt werden. Zwischen den verschiedenen Formen der Fehlernährung sind Überschneidungen möglich.

Anmerkung

- Mit einem globalen Marker des Ernährungsstatus wie dem BMI lässt sich eine Fehlernährung bei Kranken nicht ausschließen.
- Die Diagnose eines definierten Fehlernährungstyps kann mit weiteren Ernährungsdefiziten einhergehen.
- Insbesondere bei fortschreitendem krankheitsassoziiertem Gewichtsverlust ist mit zusätzlichen Ernährungsdefiziten zu rechnen; umgekehrt besteht eine enge Beziehung zwischen Krankheitsschwere und Fehlernährung.

2.7.2   Ätiologie

- **Unterernährung**: verringerte Energiespeicher
- **Mangelernährung (Gewichtsveränderung)**
  - **Krankheitsassoziierter Gewichtsverlust:** signifikanter Gewichtsverlust mit Zeichen der Krankheitsaktivität
  - **Eiweißmangel:** Verringerung des Körpereiweißbestands
  - **Spezifischer Nährstoffmangel:** Defizit an essentiellen Nährstoffen (Vitamine, Mineralstoffe, Spurenelemente, Wasser, essentielle Fettsäuren)

2.7.3   Problemorientierte Untersuchungen

- Im Einzelfall kann die Ermittlung des tatsächlichen Gewichtsverlusts schwierig sein, wenn das Ausgangsgewicht des Patienten nicht gemessen wurde oder (fremd-)anamnestische Angaben unsicher sind. Die Frage danach, ob Kleidung in letzter Zeit spürbar zu weit geworden ist, kann Orientierung über einen möglichen Gewichtsverlust schaffen.
- Maskierung des tatsächlichen Körpermassenverlusts bei Änderungen des Hydratationsstatus (z.B. bei Leberzirrhose, Niereninsuffizienz, Herzinsuffizienz).

2.7.4   Unterernährung

Klinik

- Erwachsene: BMI < 18,5 kg/m², THF < 10. Perz.
- Kinder/Jugendliche: BMI < 10. Perz., THF < 10. Perz.
- Malassimilation: Steatorrhoe: unverdaute Nahrungsreste im Stuhl, übler Geruch und vermehrtes Stuhlgewicht (> 200 g/d), grau glänzende Fettstühle (Fett > 15 g/d); Anämie, Serumeisen und Ferritin ↓, Folsäure und Vitamin B_{12} ↓, Ca^{2+} und Mg^{2+} ↓, Gesamteiweiß, Albumin, Cholesterin ↓

Diagnose
- BMI (indirektes Maß der Fettmasse; bei Patienten mit Hydratationsstörungen [Ödeme, Expansion des Extrazellularraums] kann bereits bei normalem BMI eine Unterernährung vorliegen)
- Trizepshautfalte (THF, Maß für das subkutane Fettgewebe; alters- und geschlechtsabhängig; Einschränkungen auch durch Hydratationsstatus des Patienten): reduzierte Fettmasse bei anhaltendem Mangel an Nahrungsenergie
- Ernährungsprotokoll
- Differenzierte gastroenterologische Diagnostik der Malassimilation (Stuhlinspektion, Bestimmung von Stuhlgewicht und -fett), Energieverbrauch (REE)

Therapie
Ernährung (1,2 x 1,5 x 1,7 x REE)

2.7.5 Mangelernährung: krankheitsassoziierter Gewichtsverlust
Klinik: unfreiwilliger Gewichtsverlust > 10% in 6 Monaten oder Körpergewicht < 90% des üblichen Gewichts (Graduierung von Morrison und Hark, s.u.)

Diagnose
- Krankheitsaktivität (Klinik [Fieber, Nachtschweiß, Schmerzen, Leistungsminderung], spezifische klinische Merkmale der Erkrankung)
- Albumin < 3,5 g/dl (niedrige Werte gehen mit schlechtem Ernährungsstatus [Verlust von Körperzellmasse] und hoher Krankheitsaktivität einher; bei verschiedenen Erkrankungen eigenständiger prognostischer Parameter)
- Akutphase-Marker (BSG, CRP) zur Erfassung von kurzfristigen Änderungen der Krankheitsaktivität
- Ernährungsprotokoll
- Diagnostik der Malassimilation: Energieverbrauch (REE)

Therapie
- Behandlung der Grunderkrankung („metabolic support")
- Ernährung (0,8 x 1,0 x 1,2 x REE)

2.7.6 Mangelernährung: Eiweißmangel
Klinik
- Muskelschwäche, -atrophie, Ödeme, Aszites, Wundheilungsstörungen, Dekubitus, Alopezie, Hepatomegalie
- < 10. Perz. Armmuskelfläche (AMA) bzw. < 80% Kreatinin-Höhen-Index

Diagnose
- AMA, Kreatinin in 24-h-Urin; Ernährungsprotokoll; Albuminspiegel (als wichtiger Hinweis auf einen Eiweißmangel)

Therapie
- Ernährung (1,3 x REE, 1,0–1,5kg/d Eiweiß)

2.7.7 Mangelernährung: spezifischer Nährstoffmangel
- **Klinik:** < 10. Perz. Knochendichte bzw. Vitaminspiegel
- **Diagnose:** Ernährungsprotokoll; Funktionstests; Diagnostik der Malassimilation
- **Therapie:** gezielte Substitution

2.7.8 Geschlechts- und altersspezifische BMI-Werte (kg/m²)
(entsprechend der 10. Perz. und dem Median)

	Männer		Frauen	
Altersgruppe	10. Perz.	Median	10. Perz.	Median
18–19	19,7	22,8	18,6	22,0
20–29	21,0	24,3	19,4	22,8
30–39	22,1	25,9	20,1	23,6
40–49	23,1	27,1	20,7	25,2
50–59	23,8	27,6	21,8	26,9
60–69	23,5	27,9	22,6	28,0
70–79	24,0	27,3	22,9	27,7

2.7.9 Unbeabsichtigter Gewichtsverlust – Graduierung nach Morrison und Hark (1999)

Zeitraum	Signifikanter Gewichtsverlust	Schwerer Gewichtsverlust
1 Woche	1–2%	> 2%
1 Monat	5%	> 5%
3 Monate	7,5%	> 7,5%
6 Monate	10%	> 10%
12 Monate	20%	> 20%

2.7.10 Klinische Symptome, die auf spezifischen Nährstoffmangel hinweisen
Anmerkung
- Bei ausgeprägtem Mangel treten je nach Nährstoff typische Veränderungen auf, in frühen Mangelstadien sind die Symptome jedoch relativ unspezifisch.
- Häufig treten mehrere Nährstoffdefizite kombiniert auf. Die Symptome können daher nicht immer eindeutig einem Nährstoffdefizit zugeordnet werden.
- Mit Ausnahme extremer Mangelstadien sind die klinischen Symptome durch Substitution des fehlenden Nährstoffs reversibel.

Befund	Mögliches Ernährungsdefizit
Hautveränderungen	
Petechien	Vit. A, C
Purpura	Vit. C, K
Pigmentation	Niacin
Geringer Turgor	Wasser
Ödeme	Protein, Vit. B_1
Blässe	Folsäure, Eisen, Biotin, Vitamin B_{12}, B_6
Seborrhoische Dermatitis	Vit. B_6, Biotin, Zink, essentielle Fettsäuren
Wundheilungsstörungen	Vit. C, Protein, Zink
Mund und Lippen	
Glossitis	Vit. B_2, B_6, B_{12}, Niacin, Eisen, Folsäure
Gingivitis	Vit. C
Anguläre Fissuren, Stomatitis	Vit. B_2, Eisen, Protein
Cheilose	Niacin, Vit. B_2, B_6, Protein
Blasse Zunge	Eisen, Vit. B_{12}
Atrophische Papillen	Vit. B_2, Niacin, Eisen
Augen	
Blasse Konjunktiven	Vit. B_{12}, Folat, Eisen
Nachtblindheit, Keratomalazie	Vit. A
Photophobie	Zink
Neurologisch	
Desorientiertheit, Verwirrung	Vit. B_1, B_2, B_{12}, Wasser
Depression, Lethargie	Biotin, Folsäure, Vit. C
Schwächung, Lähmung der Beine	Vit. B_1, B_6, B_{12}, Pantothensäure
Periphere Neuropathie	Vit. B_2, B_6, B_{12}
Ataxie	Vit. B_{12}
Hyporeflexie	Vit. B_1
Faszikulationen, Krämpfe	Vit. B_6, Kalzium, Magnesium
Sonstiges	
Durchfall	Niacin, Folat, Vit. B_{12}
Anorexie	Vit. B_{12}, B_1, C
Übelkeit	Biotin, Pantothensäure
Müdigkeit, Apathie	Biotin, Magnesium, Eisen

3. Diagnostik

3.1 Spezielle Anamnese, körperliche Untersuchung

3.1.1 Spezielle Anamnese

Leitsymptom und aktuelle Anamnese
- **Schmerzen**
  - Lokalisation? Epigastrium, mittlerer Oberbauch, oft gürtelförmige Ausstrahlung in den Rücken
  - Qualität? Parietale Schmerzen durch Reizung des parietalen Peritoneums, meist scharf lokalisiert, Verstärkung der Schmerzen durch Berührung oder Bewegung der Bauchdecke; dumpfe viszerale Schmerzen: Aufstehen und Bewegung werden oft als schmerzerleichternd empfunden
  - Zeitliches Auftreten? Diffuse Schmerzen mit Meteorismus bei akuter Pankreatitis; Schmerzen klingen mit Ausheilung der Pankreatitis ab; persistierende Schmerzen (z.B. bei unbehandeltem Karzinom) oder schmerzfreie Intervalle (chron. Pankreatitis); Auftreten der Beschwerden nach Mahlzeiten oder beim Anwinkeln der Beine? Nachlassen der Schmerzen unter Nahrungskarenz (bei Pankreatitiden)?
- **Vor- und Nebenerkrankungen mit Bezug zum Leitsymptom**
  Gallensteinleiden, Stenosen des Gallensystems, Duodenaldivertikel, Alkoholismus, Diabetes mellitus, Infekte (z.B. Mumps), Hyperparathyreoidismus

3.1.2 Vegetative Anamnese

- **Allgemeinzustand?** Müdigkeit? Schwäche?
- **Appetit?** Durst (Polydypsie bei Diabetes mellitus)? Nahrungsgewohnheiten (fettreiche Kost)?
- **Völlegefühl/Übelkeit/Erbrechen?** Schwallartiges Erbrechen und/oder Symptome eines mechanischen Ileus bei entzündlichen Stenosen benachbarter Hohlorgane (Duodenum, Kolon) durch peripankreatisches Exsudat oder Nekrosen bei akuter oder chronischer Pankreatitis
- **Gewicht?** Gewichtsabnahme: chronische Pankreatitis, Pankreaskarzinom
- **Husten/Auswurf/Luftnot?** Gerinnungsstörungen bei Pankreaskarzinom und erhöhte Inzidenz von Lungenembolien; Begleitergüsse bei Pankreatitiden
- **Gesteigerte Infektanfälligkeit, Wundheilungsstörungen?** Gestörte Infektabwehr bei Diabetes mellitus
- **Juckreiz?** Pruritus bei Diabetes mellitus und PSC
- **Urinmenge?** Polyurie bei Diabetes mellitus
- **Neurologische/ophthalmologische Beschwerden?** Polyneuropathie/Augenkomplikationen bei Diabetes mellitus
- **Stuhlbeschaffenheit, -farbe?** Diarrhoe, Steatorrhoe mit unverdauten Nahrungsbestandteilen bei chronischer Pankreatitis

3.1.3   Begleiterkrankungen

Infekte, angeborene Erkrankungen, Stoffwechsel-, Autoimmunerkrankungen, frühere Operationen, Malignome u.a.

3.1.4   Medikamentenanamnese

Aktuelle Medikation, ggf. frühere Medikation, Bedarfs- inklusive Schmerzmedikation

3.1.5   Genussmittel/Drogen

Alkohol, Nikotin, Drogen

3.1.6   Familienanamnese

Chronische Erkrankungen? Malignome? Pankreaskarzinome? Neuroendokrine Tumoren? hereditäre Faktoren?

3.1.7   Körperliche Untersuchung

- Inspektion und Palpation wichtiger als Perkussion und Auskultation
- Unterteilung des Abdomens in 4 Quadranten (rechter/linker oberer Quadrant, rechter/ linker unterer Quadrant) oder 6 Felder (rechter/linker Oberbauch, rechter/linker Mittelbauch, rechter/linker Unterbauch)

Lagerung des Patienten

Zur Entspannung der Bauchdecke: flache Rückenlage, beide Arme am Körper, Kopfteil leicht angehoben; leichtes Aufstellen der Beine, falls Bauchdecke nicht entspannt genug

Inspektion

- **Hautveränderungen?**
  - Ikterus durch obstruierendes Konkrement in den Gallenwegen bei akuter Pankreatitis
  - Grey-Turner- und Cullen-Zeichen (akute Pankreatitis, endokrine Pankreastumoren)
  - Gesichtsrötung (durch vasodilatative Kinine bei akuter Pankreatitis)
- **Atmung und Puls?** Atemnot und basal abgeschwächtes Atemgeräusch oder Tachykardie durch pulmonale Beteiligung bei akuter Pankreatitis
- **Sklerenikterus? Blutungszeichen? Abnorme Gefäßzeichnung? Sichtbare abdominelle Resistenzen? Eingesunkenes Abdomen?** (Abmagerung); **Foetor ex ore? Leberhautzeichen?** (Palmarerythem, Spider naevi, Dupuytren-Kontraktur, Weißnägel, Lackzunge, Caput medusae, Gynäkomastie, Bauchglatze)

Perkussion: Nachweis freier Flüssigkeit in der Bauchhöhle

- **Undulation:** Linke Hand d. Untersuchers liegt rechter Bauchwand des Pat. flach an, mit den Fingern der rechten Hand wird kurz und federnd an gegenüberliegende linke Bauchwand geklopft. Druckwelle überträgt freie Flüssigkeit auf andere Bauchseite, wo sie deutlich zu spüren ist (nicht zu verwechseln: fluktuierende Fettmassen bei adipösen Pat.).
- **Symptom der wandernden Dämpfung:** v.a. bei geringen Aszitesmengen hilfreich. Luftgefüllte Darmschlingen schwimmen auf abdom. Flüssigkeit, Grenze zwischen tympanischem Klopfschall und Dämpfung lässt sich in der Gegend der Flanken bestimmen. Anschließend erneute Perkussion in Seitenlage: Grenze hat sich nun verschoben und

befindet sich in der Gegend der vorderen Bauchwand.

Palpation – Spezielle Befunde bei Pankreaserkrankungen

- Bedeutung direkter Untersuchungsmethoden bei Pankreaserkrankungen ist nur gering.
- Behutsame Palpation mit warmen Händen.
- Beginn der Palpation niemals am Schmerzzentrum, sondern an einer entgegengesetzten Stelle! Etwaige Schmerzäußerungen des Patienten beobachten.
- Beurteilung von Größe, Lage, Konsistenz, Oberflächenbeschaffenheit von Organen; Organverschieblichkeit.
- Bedeutungsvoll können große Pankreaszysten sein, die die Bauchwand vorwölben und/oder als zentrale Resistenzen tastbar sind.
- Evtl. Pankreaskarzinome als harte Tumoren in der Magengegend tastbar.
- Courvoisier-Zeichen: schmerzlose Vergrößerung der Gallenblase mit Verschlussikterus ohne Steinanamnese spricht für Gallenabflussbehinderung durch Tumor (Pankreaskopf, Ductus choledochus). **DD:** schmerzhafte Vergrößerung der Gallenblase bei akuter Cholezystitis.
- Evtl. palpatorisch vergrößerte und verhärtete Leber infolge von Metastasen eines Pankreaskarzinoms.
- Evtl. tastbare Milzvergrößerung durch Pankreasschwanzkarzinom und behinderten Blutabfluss aus der Milz.
- Ggf. tastbar vergrößerte Lymphknoten im Bauchraum bei Pankreaskarzinom.
- Aszites in etwa 25% d.F. bei Pankreaskarzinom, Zeichen für eine fortgeschrittene Erkrankung mit Befall der Leber und des Peritoneums.

3.2   Bildgebende Diagnostik

Klinische Einschätzung verfügbarer diagnostischer Methoden/Tests

3.2.1   Röntgen–Abdomen

Allgemeines

- Hohe Spezifität (Nachweis von Verkalkungen = chronische Pankreatitis)
- Bei Pankreatitiden häufig linksseitiger Pleuraerguss mit Zwerchfellhochstand
- Geringe Sensitivität

Akute Pankreatitis

Nachweis von subphrenischen oder retroperitonealen Luftansammlungen möglich. Beurteilung einer segmentalen oder generalisierten Darmatonie leichter als mittels Sonographie. "Colon stop sign": Luft im Transversum hört an der Wirbelsäule auf.

Chronische Pankreatitis

Nachweis: Verkalkungen (vereinzelt oder in typischer Form das Pankreas nachzeichnend)

Pankreaskarzinom

Ggf. Nachweis von thorakalen Metastasen

3.2.2   Sonographie

Abhängig von der Erfahrung des Untersuchers, kleine Metastasen werden nicht darge-stellt; Pankreasschwanz durch Luftüberlagerungen oft nicht darstellbar.

Allgemeines

- Screening-Methode.
- Nachweis von Gangerweiterungen, Obstruktionen des Gallengangsystems, Raumforderungen, Veränderungen des portovenösen Systems.
- Pankreas als 12–15 cm langes Organ verläuft S-förmig vom Duodenum zur Milz; feinkörniges, homogenes Echomuster; Gang kann ggf. sichtbar sein, aber ohne Randreflex.

Akute Pankreatitis

Pankreas ödematös, diffus vergrößert, unscharfe Organkonturen. Bei Verlegung des Ductus pancreaticus Nachweis von prästenotischen Gangerweiterungen und intraduk-talen Konkrementen. Bei exsudativer Verlaufsform Nachweis von intraperitonealer Flüssigkeitsansammlung. Pseudozysten: hypodense Raumforderungen; bei sekundär infi-zierten Pseudozysten: Abszesse als inhomogene, echoarme Bezirke mit Lufteinschlüssen.

Chronische Pankreatitis

Höckrig konturiertes Organ mit inhomogenem, grobem Schallmuster. Verkalkungen sind an streifenförmigen, feinen, hyperreflexiven Zonen im Parenchym zu erkennen. Pseudozysten.

Pankreaskarzinom

Umschriebene Organvergrößerung mit Konturunregelmäßigkeiten. Tumor weist vermin-derte Echogenität auf. Processus uncinatus und Pankreasschwanz sind durch Luftüber-lagerung häufig nicht einsehbar. Sensitivität 75–90% für Pankreaskarzinom und Leber-metastasen. Hohe Sensitivität für Nachweis von Gallenwegserweiterungen und Aszites als Hinweis für eine Peritonealkarzinose.

3.2.3   CT

Pankreasläsionen < 2 cm, Lebermetastasen < 1 cm, kleine (1–2 mm) Peritonealmetas-tasen. Pankreasdarstellung ist nur mittels mehrerer Schnitte möglich, da die Achse des Pankreas nicht koronar verläuft. Geringe Aussagekraft bzgl. Tumorresektabilität.

Allgemeines

- Nachweis von Kalzifikationen, Größen- und Parenchymveränderungen des Pankreas und der umliegenden Strukturen
- Domäne der CT: Darstellung von Pankreastumoren sowie Diagnostik der nekrotisierenden Pankreatitis (Darstellung der Nekrosestraßen)
- Überlagerungsfreie Darstellung des glatt begrenzten Organs mit einer Dichte von 40 HE. Zentral gelegener Ductus pancreaticus 1–3 mm weit, Lumen ohne Kalibersprünge.

Akute Pankreatitis

Pankreas ödematös, diffus vergrößert, unscharfe Organkonturen. Bei Verlegung des Ductus pancreaticus Nachweis von prästenotischen Gangerweiterungen und intraduktalen Konkrementen. Bei exsudativer Verlaufsform Nachweis von intraperitonealer Flüssigkeitsansammlung. Pseudozysten: hypodense Raumforderungen mit KM-anreichernder Membran; bei sekundär infizierten Pseudozysten: Abszesse als inhomogene, echoarme Bezirke mit Lufteinschlüssen. Nekroseareale: KM-aussparender Substanzdefekt.

Chronische Pankreatitis

Veränderungen der Organkontur und -größe; Nachweis von Verkalkungen des Parenchyms im nativen CT; Pankreasgangveränderungen durch Narben und Zysten; oft Begleitbefund: Milzvenenthrombosen, Pleura- und Perikarderguss, Aszites, distale Choledochusstenose.

Pankreaskarzinom

Umschriebene Organvergrößerung mit Konturunregelmäßigkeiten; Tumor weist verminderte Dichte auf und reichert wenig KM an; indirekte Zeichen: Dilatationen der Pankreas- und Gallenwege ohne Steinnachweis sowie Metastasen in den regionären Lymphknoten oder der Leber. Gefäßthrombosen in der Vena lienalis/Vena portae als deutliche hypodense Aussparungen.

3.2.4   ERCP

Unzugänglich für Veränderungen außerhalb des Pankreas; direkte Darstellung des Ductus pancreaticus (Ductus wirsungianus) ist nur retrograd durch Sondierung und KM-Injektion möglich, eine Möglichkeit der Darstellung mittels KM-Ausscheidung via naturalis gibt es nicht. Risiko: Post-ERCP-Pankreatitis, Blutung.

Allgemeines

- Nachweis von Gangveränderungen
- Zytologie und Histologie möglich
- Therapeutische Indikation: innere Zystendrainage, innere Gallengangdrainage (Stenteinlage)

Akute Pankreatitis

ERCP aus diagnostischen Gründen i.d.R. nicht indiziert, kann jedoch ggf. zur Diagnostik und Therapie der Ursache einer biliären oder pankreatischen Abflussstörung oder einer begleitenden Cholangitis erforderlich sein.

Chronische Pankreatitis

Röntgenkriterien der chronischen Pankreatitis

Schweregrade nach Anacker und Löffler:

- **Stadium I:** besenreiserartige Kaliberschwankungen der Seitenäste
- **Stadium II:** Ductus wirsungianus mit zusätzlichen Kaliberschwankungen
- **Stadium III:** perlschnurartige starke Kaliberschwankungen des Ductus wirsungianus, zystische Deformation der Seitenäste, Gangsteine, Pseudozysten, Parenchymverkalkungen

Schweregrade nach Cambridge-Klassifikation		
	Pankreashauptgang	Seitenäste
Normal	Normal	Keine
Unsicher („equivocal")	Normal	< 3
Leichte cP (Grad I)	Normal (verändert)	3 oder mehr
Mäßiggradige cP (Grad II)	Verändert	≥ 3
	Verändert	≥ 3
	Ausgeprägte, unregelmäßige Dilatation; „Perlschnurphänomen" („chain of lakes"); Gangabbruch; Zysten, Nekrosehöhlen	

Pankreaskarzinom

Häufig Stenose oder Abbruch des D. pancreaticus, „double duct sign", evtl. mit prästeno-tischer Gangdilatation. Interventionell Einlage eines DHC-Stents bei Gallengangstenose infolge Tumorkompression. Geringe Spezifität für Pankreaskarzinom, daher nur bei un-klaren Schnittbildbefunden oder als therapeutische Maßnahme mit Stenteinlage indiziert.

3.2.5 Laparoskopische Sonographie

Invasiver Eingriff; von der Erfahrung des Untersuchers abhängig

Allgemeines

• Erkennung von Lebermetastasen, peritonealen Absiedlungen und Gefäßeinbrüchen
• Stellenwert bei der korrekten Indikationsstellung zur Resektion beim Pankreaskarzinom

Akute Pankreatitis

Keine Indikation

Chronische Pankreatitis

Keine Indikation

Pankreaskarzinom

Überprüfung der Resektabilität des Tumors (exakte Lokalisation des Tumors, Bewertung der vaskulären Invasion, Detektion tiefer gelegener Lebermetastasen); in bis zu 20% d.F. therapierelevante Zusatzbefunde zur konventionellen Laparoskopie

3.2.6 Endosonographie

Abhängig von der Erfahrung des Untersuchers; geringe Sensitivität bei Lymphknoten- oder Fernmetastasen

Schwierigkeit der endosonographischen Beurteilung des Pankreas bei fortgeschrittener chron. Pankreatitis mit multiplen Verkalkungen (durch dorsale Schallauslöschung sind Pankreas und angrenzende Organe dorsal der Kalkreflexe nicht exakt beurteilbar). Keine Screening-Methode in der Primärdiagnostik des Pankreaskarzinoms; nicht geeignet zum Screening größerer Karzinome (> 3–4 cm).

Allgemeines
- Hohe Auflösung durch hochfrequente Schallköpfe
- Darstellung von Pankreastumoren < 3 cm
- Gute Detektion kleiner Zysten, Möglichkeit der Drainage
- Erleichterung von Biopsien (optimale Lagekontrolle)
- Sensitivität 90%, Spezifität 98%
- Sensitivität der Endosonographie lässt sich durch Feinnadelpunktion steigern

Akute Pankreatitis
Bei biliärer Pankreatitis konventionellem Sono insbesondere im Nachweis präpapillärer Konkremente überlegen

Chronische Pankreatitis
Echodichte Reflexe mit oder ohne dorsale Schallabschwächung, mehr oder weniger erweitertes Gangsystem mit Nachweis von dilatierten Nebengängen. In fortgeschrittenen Stadien besonders markant: verstärkt echogene, irregulär konturierte Wand sowie lobulierte und septierte Struktur des Ductus pancreaticus. Bessere Differenzierung zwischen parenchymatösen Kalkherden und Pankreolithen im Gangsystem als in Sono/CT.

Pankreaskarzinom
Hohe Treffsicherheit in der Primärdiagnostik auch kleinerer Pankreaskarzinome (< 2 cm), jedoch kein Screeningverfahren. Bei unklaren Sono- und CT-Befunden mit ERCP ergänzende Methode. Im lokalen Tumorstaging kann die Endosonographie Lymphknoten und Tumor-Gefäß-Beziehungen in Pfortader und Milzvene darstellen. Bei endokrinen Tumoren Verfahren wie Sono, CT, Angiographie deutlich überlegen (Treffsicherheit von 80% bei Sono- und CT-negativen Tumoren).

3.2.7   Angiographie

Allgemeines
- Beurteilung der Infiltration von Vena mesenterica superior und Vena portae durch Pankreaskopf-Tumoren, da dies über die technische Operabilität entscheidet
- Hat aufgrund CT/MRT an Bedeutung verloren
- In Einzelfällen Operationsplanung sinnvoll zum Ausschluss von Gefäßvarianten oder dem präoperativen Nachweis einer relevanten Truncus-coeliacus-Stenose

Akute Pankreatitis
Keine Indikation

Chronische Pankreatitis
I.d.R. nicht indiziert. Nachweis von Veränderungen an Arterien und Venen, die auf eine Pankreatitis hinweisen können. Die Differenzierung zum Pankreaskarzinom kann im Einzelfall schwierig sein.

Pankreaskarzinom
Frage nach Resektabilität: Beurteilung der Infiltration von Vena mesenterica superior und Vena portae durch Pankreaskopf-Tumoren

38 3. Diagnostik

3.2.8 Farbduplex-Sonographie
Nachweis direkter oder indirekter Hinweise auf Gefäßinfiltration, gelegentlich lassen sich pathologische Tumorrandgefäße darstellen (zusätzliches Malignitätskriterium).

3.2.9 MRT
Kleine Peritonealmetastasen (< 1–2 mm) werden nicht dargestellt; ungenau bei Kalzifikationen. Geringe Aussagekraft bzgl. Tumorresektabilität.

Allgemeines
- Erkennung kleiner, nicht organdeformierender Tumoren
- Früherkennung von Fibrose bei chronischer Pankreatitis

Akute Pankreatitis
MRT als Eingangsuntersuchung bei akuter Pankreatitis der CT-Untersuchung überlegen. Darstellung der Pankreasgangstruktur und einer evtl. biliären Obstruktion sowie Aussage über exokrine Pankreasfunktion möglich. Ödemreaktion im Pankreas führt im T2-gewichtetem Bild zur Signalanhebung. Nekrosen sind als helle und homogene Signalgebung vom vitalen Gewebe zu differenzieren. Signalintensive Darstellung von peripankreatischen Exsudationen. KM-Gabe nur bei V.a. auf Abszedierung nötig.

Chronische Pankreatitis
Verkalkungen zeigen in der MRT einen Signalausfall. Sehr kleine und stippchenförmig angeordnete Verkalkungen werden leicht übersehen. Bei umschriebenen Parenchymumbauten kann die Nachweisbarkeit durch pankreasspezifische Kontrastmittel deutlich gesteigert werden.

Pankreaskarzinom
Differente intrazelluläre Diffusion zwischen Tumorgewebe und normalem Pankreasgewebe im MRT messbar. Ähnliche Sensitivität und Spezifität wie die CT, derzeit der CT in der Beurteilung von neoplastischer Gefäßinfiltration unterlegen.

3.2.10 MRCP
Einlage von DHC-Stents bei Tumorkompression/Biopsie nicht möglich. Darstellung des nichtdilatierten Pankreasgangs (< 2 mm) oft schwierig. Geringere Auflösung als ERCP. Generelle Kontraindikationen der MRT (Herzschrittmacher, Klaustrophobie). Wegen mangelnder Interventionsmöglichkeiten, begrenzter Verfügbarkeit und hoher Kosten kein initial bildgebendes Verfahren.

Allgemeines
- Nichtinvasive Alternative zur ERCP
- Verwendung von stark T2-gewichteten Pulssequenzen
- Suppression des Fettgewebes durch spektrale Fettsättigung
- Stehende Flüssigkeiten (Gallenwege und Pankreasgang, Magen- und Dünndarmsekret): signalreich; fließende Flüssigkeiten (Blut): signalarm!
- Darstellung von Gallengängen und Pankreasgang ohne Kontrastmittel

- Gute Differenzierbarkeit zwischen benignen und malignen Prozessen
- Sekretin-Stimulation verbessert die Sichtbarkeit des Ductus pancreaticus und liefert Aussagen zur exkretorischen Pankreasfunktion

Akute Pankreatitis
Hilfreich bei Nachweis der zugrunde liegenden Ursache (biliäre Pankreatitis, Pankreas divisum). Hohe Sensitivität und Spezifität (> 90%) bei biliärer Pankreatitis, konkordantes Verfahren zur ERCP.

Chronische Pankreatitis
Sensitivität 87%, Spezifität 94%, hoher Stellenwert der MRCP bei der Verlaufskontrolle der chron. Pankreatitis.

Pankreaskarzinom
Sensitivität 83%, Spezifität 96%. MRCP und ERCP sind in der Diagnostik des Pankreaskarzinoms gleichwertig. Ermöglicht 3D-Darstellung des gesamten Gallenwegs und Pankreasgangsystems unabhängig von der Lokalisation der tumorbedingten Stenose. Kann im gleichen Untersuchungsgang mit MRT und MR-Angiographie kombiniert werden, so dass auch eine Organ-, Gefäß- und Lymphknotenbildgebung möglich ist. „Double duct sign" in der MRCP bei persistierendem Ikterus spricht für ein Pankreaskarzinom.

3.2.11 PET
Genaue anatomische Zuordnung der Befunde oft schwierig. Geringe Sensitivität für Papillentumoren. Nicht zum Staging, zur Beurteilung von Lymphknoten oder Resektabilität eines Pankreaskarzinoms geeignet; hohe Kosten, eingeschränkte Verfügbarkeit.

Allgemeines
- Aussagekraft der PET vermindert sich, wenn der Patient Diabetiker ist oder die Serum-Blutzucker-Werte über 130 mg/dl liegen.
- Vorteile der PET liegen in der Diagnostik eines Pankreaskarzinom-Rezidivs.

Akute Pankreatitis
Akute Pankreatitis speichert FDG und muss klinisch ausgeschlossen werden. PET zur Diagnose der Pankreatitis der CT deutlich überlegen

Chronische Pankreatitis
Niedriger Glukose-uptake DD des Pankreaskarzinoms.

Pankreaskarzinom
In neoplastischen Zellen gesteigerte Zellteilung und erhöhter Glukoseumsatz, daher vermehrte Aufnahme von Glukose in malignen Zellen. Gute Identifikation von Pankreaskarzinomen und kleinen Metastasen (Sensitivität und Spezifität beim Pankreaskarzinom: 80%). Differenzierung zur chron. Pankreatitis, Beurteilung lokaler und Fernmetastasen. Da eine akute Pankreatitis auch FDG speichert, muss sie klinisch ausgeschlossen werden. Neuere Variante der PET, F18 DOPA PET, ermöglicht frühe Detektion und Lokalisation von endokrinen Tumoren des Pankreas.

3.2.12 PET/CT

Nicht geeignet zum allgemeinen Tumorscreening. Falsch-positive Befunde nach chirurg. Eingriffen, bei entzündl. Prozessen (Gastritis), Hyperplasien (Knochenmarkshyperplasie bei Anämie, Z.n. Chemotherapie), benignen Neoplasien (z.B. Schilddrüsenadenom)

Allgemeines

PET und CT in einem Untersuchungsgang mit anschließender digitaler Fusion der Bilder. Dies erleichtert die anatomische Zuordnung von PET-Befunden, zusätzlich können Tumore ohne FDG-Anreicherung identifiziert werden. Beurteilung der Stoffwechselaktivität möglich. Höhere Sensitivität und Spezifität als das konventionelle PET. Vorteil: Diagnostik schneller und präziser, nur EIN Befund. 18F-FDG: einziger zugelassener und kommerziell erhältlicher Tracer, sensitiv bei den meisten Tumorarten und zur Entzündungsdiagnostik.

Akute Pankreatitis: i.d.R. nicht indiziert

Chronische Pankreatitis: DD zum Pankreaskarzinom

Pankreaskarzinom

Wichtige zusätzliche Staging-Untersuchung bei bekanntem Tumor vor einer geplanten Pankreasresektion. Die Kombination mit dem Tumormarker CA 19–9 kann die Aussagekraft des PET/CT verbessern.

3.3   Labordiagnostik bei Pankreaserkrankungen

3.3.1 Diagnostik

V.a. akute Pankreatitis

1. Parameter: CRP (C-reaktives Protein)

Material: 1 ml Serum (ggf. Plasma)

Methode: nephelometrisch (norm: < 6 mg/l); Latex-Agglutination (semiquantitativ; norm: < 8 mg/l)

Physiologie

- Das CRP kann am C-Polysaccharid der Zellwand von Streptokokkus pneumoniae binden (daher die Namensgebung)
- Klassisches Akute-Phase-Protein
- Bildungsort: Leber
- Anstieg aufgrund der Freisetzung inflammatorischer Zytokine wie z.B. Interleukin-6; ca. 6–12 h nach Beginn einer akuten Entzündungsreaktion
- Halbwertszeit im Plasma: ca. 24 h (schneller Abfall nach Genesung)

Wert erhöht

- **Infektionserkrankungen** (Unterscheidung zwischen viralen und bakteriellen Infektionen nicht sicher möglich; bei bakteriellen Infektionen oft stärkerer Anstieg)
- **Neugeborenen-Sepsis** (CRP ist nicht plazentagängig)

- Hinweis für **postoperative Komplikationen** (Infektionen, Nekrosen): Anstieg über 50–150 mg/l, ausbleibender Abfall 3–4 Tage nach OP
- Akute Pankreatitis
- **Rheumatische Beschwerden** (CRP-Anstieg ist meist sensitiver als BSG oder Leukozytenzahl)
- Chronisch-entzündliche Darmerkrankungen
- Maligne Tumoren
- Akuter Myokardinfarkt

Hinweise: hohe Spezifität und Sensitivität bei der Erkennung akuter und chronischer Entzündungen; keine Organ- oder Krankheitsspezifität

2. Parameter: Trypsin (indirekter Test)
Material: 1 ml Serum
Norm: 10–57 µg/l
Physiologie: Trypsin ist ein Zymogen (inaktive Vorstufe eines Enzyms) und nimmt bei der Aktivierung anderer Zymogene eine zentrale Rolle ein.
Wert erhöht: akute Pankreatitis; Mukoviszidose (Säuglinge); Niereninsuffizienz; gelegentlich bei Pankreaskarzinom
Wert erniedrigt: chronische Pankreatitis im Intervall (60%); Diabetes mellitus (72%)
Hinweise: Bestimmung von Elastase ist für die meisten Fragestellungen spezifischer und sensitiver und sollte daher der Trypsinbestimmung vorgezogen werden.

3. Parameter: Lipase (indirekter Test)
Material: 1 ml Serum (Bestimmung auch möglich in EDTA-Plasma, Duodenal- und Drainagesekret, Punktaten und Aszites)

4. Parameter: Elastase im Serum (pankreatische Elastase im Serum; indirekter Test)
Material: 2 ml Serum
Norm: < 3,5 mg/ml
Physiologie
- Elastase wird ausschließlich in den Acinuszellen des Pankreas synthetisiert, keine Bildung in anderen Organen, somit im Gegensatz zu anderen Parametern keine Interferenz, z.B. mit Parotis (z.B. Amylase).
- Lineare Korrelation der Elastase-Sekretion mit Lipase-, Amylase- und Trypsin-Sekretion des Pankreas.
- Bei einer akuten Pankreatitis gelangt die Elastase durch eine Schrankenstörung ins Serum.
Wert erhöht: akute Pankreatitis; akuter Schub einer chronischen Pankreatitis; schwere Niereninsuffizienz; schwere Leberinsuffizienz
Hinweise: Sensitivität 93–100%, Spezifität 96% für die Diagnose einer Pankreatitis

V.a. chronische Pankreatitis

Bei akuten Schüben Laboruntersuchungen wie bei akuter Pankreatitis

1. Parameter: Lactoferrin-Antikörper
Material: 1 ml Serum
Norm: < 1,0 Ratio
Physiologie (Lactoferrin): eisenspeicherndes Protein mit einem Molekulargewicht von 77-93 kDa; Bildung u.a. in der Milchdrüse; Lokalisation: spezifische Granula von Neutrophilen, Tränen, Speichel, Milch; AK gegen Lactoferrin zählen zu den p-ANCA.
Vorkommen: chronische Pankreatitis; rheumatoide Vaskulitis; Autoimmunhepatitis; primär biliäre Zirrhose; Autoimmuncholangitis
Hinweise: zur Differenzierung von Pankreatitiden anderer Ursache; Lactoferrin nicht krankheitsspezifisch; falsch-negative Befunde bei Corticosteroiden/immunsuppressiver Therapie

2. Parameter: Carboanhydrase-II-Antikörper
Material: 1 ml Serum
Norm: Antikörper gegen Carboanhydrase bei 2-12% bei Gesunden nachweisbar
Physiologie (Carboanhydrase): neben Hämoglobin Hauptbestandteil der Erythrozyten; 6 Isoformen im Organismus
Vorkommen: Lupus erythematodes (33%), systemische Sklerodermie (12%), Polymyositis (12%), Dermatomyositis (25%), primäres Sjögren-Syndrom (17%); primär biliäre Zirrhose (35%); Autoimmunhepatitis (30%); Autoimmunpankreatitis; Immunkoagulopathie; Diabetes mellitus Typ 1
Hinweise: wegen geringer Krankheitsspezifität geringe diagnostische Bedeutung

Sonstige Parameter: IgG/IgG4; Genanalyse
- **PRSS1-Mutation:** PRSS1 (kationisches Trypsinogen); Genlokalisation: langer Arm des Chromosoms 7 (7q35); PRSS1-Mutationen führen zu vermehrter Trypsinaktivität im Pankreasgewebe und damit zur Selbstverdauung und Entzündung des Organs
- **SPINK-1-Mutation:** SPINK-1 (Serinprotease-Inhibitor = spezifischer intrapankreatischer Trypsin-Inhibitor), auch Akute-Phase-Protein; Genlokalisation: Chromosom 5; SPINK-1-Mutation: Exon 3, Austausch von Asparagin gegen Serin an Position 34 (N34S), führt zu vermehrter Trypsinaktivität und dadurch zur Entzündung des Organs
- **CFTR-Mutation:** CFTR (Krankheitsgen der zystischen Fibrose), besitzt eine bedeutende Rolle in der duktulären Sekretion von Bicarbonat in den Pankreassaft; Genlokalisation: langer Arm des Chromosoms 7 (7q31); CFTR-Mutationen: milder/schwerer Verlauf der zystischen Fibrose bei heterozygoten/homozygoten Allelen

V.a. exokrine Pankreasinsuffizienz

Parameter: Elastase im Stuhl (pankreatische Elastase im Stuhl; indirekter Test)
Material: frischer Stuhl; Duodenalsaft
Norm: > 200 µg/g Stuhl
Physiologie

- Lineare Korrelation der Elastase-Sekretion ins Duodenum mit der Elastase-Konz. im Stuhl durch fehlende Spaltung des Enzyms während der Passage durch Dünn- und Dickdarm
- 5–6fach höhere Konzentration der Elastase im Stuhl gegenüber der Konzentration im duodenalen Pankreassekret

Wert erniedrigt: Pankreasinsuffizienz z.B. bei chronischer Pankreatitis (100–200 µg/g Stuhl: leichte Pankreasinsuffizienz; < 100 µg/g Stuhl: schwere Pankreasinsuffizienz); Pankreaskarzinom (siehe Tumormarker); Zystenpankreas; Papillenkonkrement; Papillenstenose; Mukoviszidose; Hämochromatose
Hinweise

- Elastase-Test empfindlicher und präziser als Pankreolauryl-Test und Chymotrypsin-Bestimmung. Daher immer Elastase-Bestimmung im Stuhl vorziehen. Sensitivität 100% bei kalzifizierender Pankreatitis, 77–100% bei moderater, nicht aussagekräftig bei minimal duktulären Veränderungen
- Bestimmung sollte aus 3 unterschiedlichen Stuhlproben erfolgen, da im Stuhl in Abhängigkeit von der Nahrungsaufnahme physiologischerweise unterschiedliche Pankreasenzymkonzentrationen anzutreffen sind.
- Pankreasenzym-Präparate wie Schweine-Pankreatin stören nicht, da spezifisch humane Elastase erfasst wird. Somit auch Kontrolle der Entwicklung der exokrinen Pankreasfunktion (z.B. bei Patienten mit Mukoviszidose) möglich, ohne Therapie zu unterbrechen.
- Wässriger Stuhl führt zu falsch-pathologischen Ergebnissen.

V.a. Diabetes mellitus

Basisdiagnostik	Parameter	Norm
	Glukose nüchtern	< 125 mg/dl (Plasma, venös)
	Glukose postprandial	< 180 mg/dl (Plasma, venös)
	Glukose-Tagesprofil	
	Glukosetoleranz-Test	**2-h-Wert:** < 140 mg/dl (140–199 mg/dl: abnorme Nüchternglukose; > 200 mg/dl: pathol.)
	HbA$_{1c}$	< 7 %
Erweiterte Diagnostik	Glukose im Urin	< 30 mg/dl
	(Insulin), C-Peptid	• Bei Typ-I-Diabetes erniedrigt: absoluter Insulinmangel; HLA DR3-/4-assoziiert • Bei Typ-II-Diabetes anfangs erhöht: relativer Insulinmangel, Erschöpfung der β-Zellen

Erweiterte Diagnostik	Lipase	< 60 U/l
	Amylase	< 100 U/l
	Elastase im Serum	< 3,5 mg/ml
	Elastase im Stuhl	> 200 µg/g
	TSH	0,27–4,2 µIU/ml
	Cortisol im Serum	Zirkadianer Rhythmus! 8 Uhr: 4–22 µg/dl 12 Uhr: 4–20 µg/dl 24 Uhr: 0–5 µg/dl
	Cortisol im Urin	7,3–23,5 µg/dl

V.a. Pankreaskarzinom

1. Parameter: CA 19-9 (Carbohydrat-Antigen 19-9)
Material: 1 ml Serum (ggf. Plasma, Pleurapunktat, Aszites)
Norm: < 37 U/ml
Physiologie
- Mucin; MG 10 kD, abgeleitet aus der Lewis-a-Blutgruppen-Determinante; Patienten mit dem negativen Blutgruppenmerkmal Lewis a/b (3–7% der Bevölkerung) können kein CA 19-9 bilden
- Biologische Halbwertzeit: 3–7 h
- Weder tumor- noch organspezifisches Antigen
- Hauptbedeutung in der frühen Diagnostik, Therapie- und Verlaufskontrolle bei Pankreaskarzinom (Marker der Wahl), hepatobiliären Karzinomen, Lebermetastasen
- Als Zweitmarker bei Magenkarzinomen (hier in Verbindung mit CEA), Kolorektalkarzinom (neben CEA), Ovarialkarzinom

Wert erhöht
Maligne: Pankreaskarzinom (70–95%); Kolorektalkarzinom (76%); Magenkarzinome (32%); hepatozelluläres und cholangiozelluläres Karzinom (22–51%); Gallenwegskarzinom (55–79%); Ovarialkarzinom; Zervixkarzinom; Bronchialkarzinom; **benigne** (meist < 100 U/ml): akute Cholangitis; Hepatitis; akute Pankreatitis; Mukoviszidose
Hinweise: Patienten mit dem negativen Blutgruppenmerkmal Lewis a/b (3–7% der Bevölkerung) können kein CA 19-9 bilden.

2. Parameter: CEA (karzinoembryonales Antigen)
Material: 1 ml Serum (ggf. Plasma)
Norm: Nichtraucher < 4,6 ng/ml; **Raucher** in 25% d.F.: 3,5–10 ng/ml; in 1% d.F.: > 10,0 ng/ml
Physiologie
- CEA ist Bestandteil der kolorektalen Schleimhaut und kommt ebenfalls in anderen Epithelien vor (Vaginalepithel, Schweißdrüsen).

- Synthese von CEA ist in embryonaler Schleimhaut nicht höher als in Schleimhaut Erwachsener, daher ist die Bezeichnung „karzinoembryonal" irreführend.
- Höchste CEA-Gewebekonzentrationen finden sich in primären kolorektalen Karzinomen und deren Lebermetastasen, die Konzentrationen können bis zu 500 x höher sein als in der normalen Kolonschleimhaut.

Wert erhöht: Kolorektalkarzinom (Marker der 1. Wahl; Sensitivität im Stadium Dukes A: 0–20%; Dukes B: 40–60%; Dukes C: 60–80%; Dukes D: 80–85%; Spezifität: ~ 90%); Bronchialkarzinom (v.a. nichtkleinzellig, 74% d.F.); Mammakarzinom (54% der fortgeschrittenen Fälle); Magenkarzinom (45%); Pankreaskarzinom; Ovarialkarzinom; gelegentlich gering erhöht bei: Entzündungsreaktionen (M. Crohn, Colitis ulcerosa, Pneumonie, Bronchitis, Mukoviszidose), Leberzirrhose, Rauchern
Hinweis: hochpathologische Werte bei großer Tumormasse oder Metastasierung

3. Parameter: CA 72-4 (Carbohydrat-Antigen 72-4)
Material: 1 ml Serum
Norm: < 4,6 U/ml
Physiologie: in fetalen Geweben nachweisbar, kaum in normalen Geweben Erwachsener
Wert erhöht: Magenkarzinom (28-80%); muzinöses Ovarialkarzinom; Gallenwegskarzinom; Kolonkarzinom; Pankreaskarzinom; Ösophaguskarzinom; Mammakarzinom
Hinweis: selten erhöht bei benignen Erkrankungen; Werte korrelieren mit Tumormasse, Tumorstadium und Metastasierung

V.a. neuroendokrinen Tumor

1. Parameter: neuronspezifische Enolase (NSE)
Material: 1 ml Serum
Norm: Erwachsene: 12,5 µg/l; Kinder < 1. Lj. 25 µg/l
Physiologie: ?
Wert erhöht: benigne (Bronchopneumonie, Lungenfibrose, Lebererkrankungen); **maligne** (kleinzelliges Bronchialkarzinom [Sensitivität: 80%; aussagekräftigster Tumormarker für das kleinzellige Bronchialkarzinom]; Neuroblastom, Seminom [Sensitivität: 60%]; Apudom; Schilddrüsenkarzinom; Nierenkarzinom; Mammakarzinom)

2. Parameter: Chromogranin A (CGA)
Material: 1 ml Serum
Norm: < 100 µg/l
Physiologie: hydrophiles, saures Protein (Molekulargewicht: 49 kD), in chromaffinen Granula neuroendokriner Zellen vorkommend. Es ist die Vorstufe biologisch aktiver Peptide (z.B. Chromostatin, Vasostatin, Pankreastin etc.), die durch Proteolyse des Chromogranins entstehen. Chromogranin-A im Serum Gesunder stammt zum großen Teil aus den Zellen des Nebennierenmarks; weitgehend unabhängig von Stresssituationen/Medikamenteneinfluss.

Wert erhöht: neuroendokrine Tumoren, Phäochromozytom, Karzinoid, Insulinom; klein-zelliges Bronchialkarzinom; MEN 2; Von-Hippel-Lindau-Erkrankung

Hinweise

- Bei wenig Tumormasse Chromogranin-Konzentration im Serum nicht oder nur wenig erhöht; Sensitivität des Verfahrens begrenzt; Chromogranin-A-Konzentration im Serum korreliert mit Tumormasse: Parameter eignet sich für die Therapiekontrolle, v.a. bei Therapie mit Somatostatin-Analoga, weil Chromogranin-Konzentration im Gegensatz zur Hormonsekretion nicht vermindert wird.
- Kann v.a. als Tumormarker bei hormonell inaktiven Tumoren genutzt werden.
- Falsch-hohe Chromogranin-A-Serumkonzentrationen werden bei chronischer Nieren-insuffizienz (Kreatinin > 3 mg/dl) gefunden

V.a. Alkoholismus

Parameter: CDT (Carbohydrat-defizientes Transferrin)
Material: 1 ml Serum
Norm: <5,0 % negativ; 5,0–6,0% → Graubereich; > 6,0% → positiv
Physiologie: 2 Isoformen des eisentransportierenden Proteins Transferrin, jedoch mit defekter Glykosylierung
Wert erhöht: chronischer Alkoholismus; genetische Transferrin-Varianten (in D ca. 1%); hepatische Ursachen: primär biliäre Zirrhose (PBC), chronisch-aktive Hepatitis, primäres hepatozelluläres Karzinom

Hinweise

- Chronischer Alkoholismus.
- Die prozentuale Angabe anteilig am Gesamttransferrin verhindert das Zustandekommen falsch-positiver CDT-Befunde durch Erhöhung des Gesamttransferrins im Rahmen eines Eisenmangels oder einer Schwangerschaft.
- Bester Marker für den chronischen Alkoholismus (Sensitivität 82%, Spezifität ca. 97%)
- Erhöhte Werte sind bei täglichem Konsum > 50–80 g Alkohol zu erwarten.
- Bei Abstinenz normalisieren sich die Werte innerhalb von 10–14 Tagen (biolog. Halb-wertzeit ca. 14 Tage)
- Eisenmangel, Schwangerschaft, hormonelle Kontrazeptiva und postkonzeptionelle Östro-gentherapie können die Transferrin-Konzentration im Plasma erhöhen und dadurch auch zu falsch-positiven CDT-Konzentrationen führen.

Alkoholismus-Diagnostik

- Marker für akuten Alkohol-Abusus: Ethanol
- Marker für chron. Alkohol-Abusus: CDT (s.o.); Ethylglucuronid
- Leber: γ-GT; GOT, GPT, erhöht nur bei einem Leberparenchymschaden
- Pankreas: Elastase im Serum; Elastase im Stuhl
- Knochenmark: kleines Blutbild: erhöhtes MCV, Anämie, Thrombozytopenie
- Vitaminmangel: Folsäure; 25-Hydroxy-Vitamin-D; 1,25-Dihydroxy-Vitamin-2

• Zieve-Syndrom: Ikterus (Bilirubin erhöht); Hyperlipidämie Typ V nach Fredrickson (Lipid-Elektrophorese); hämolytische Anämie (Haptoglobin erniedrigt)

3.3.2 Diagnostische Sensitivität von CA-19-9 bei benignen und malignen Erkrankungen

Erkrankung	Diagnostische Sensitivität %*	Beurteilung
Benigne Erkrankungen		
Magen-Darm-Erkrankungen	3–4	Die meisten benignen Erkrankungen beeinflussen die CA-19-9-Konzentration nicht, bis auf akute und aktive Erkrankungen des Leber-Gallen-Pankreas-Systems. Bei diesen kommt es in Abhängigkeit von Aktivität und Ausmaß der Erkrankung in 10–30% zu einem transitorischen Anstieg meist unter 100, max. 500 U/ml oder konstant niedrig-pathologischen Werten mit Normalisierung bei klinischer Besserung. Verlaufskontrollen sind im Mindestabstand von zwei Wochen erforderlich.
Chole(docho)lithiasis	22	
Cholezystitis/obstr. Ikterus	20	
Toxische Hepatitis	14–33	
Leberzirrhose	16–19	
Leberzellnekrose	60	
Pankreatitis, akut	5	
• chronisch-aktiv	15–50	
• chronisch-inaktiv	0–6	
Maligne Erkrankungen		
Duktales Pankreaskarzinom	70–95	Bei tumorbedingten CA-19-9-Erhöhungen ohne Behandlung oft exponentieller Anstieg bis >1.000 max. 100.000 U/ml. Wichtigste Zielgruppe sind Pat. mit exkretorischem Pankreaskarzinom; diagnostische Spezifität 72–90 %, Sensitivität abhängig vom Tumor-Stadium und Tumorausdehnung; ferner Patienten mit hepatobiliärem Karzinom und Magenkarzinom. Nach vollständiger Tumorresektion Normalisierung nach 2–4 Wochen; Rezidiv/Metastasierung durch Wieder-/Weiteranstieg oft vorzeitig angezeigt (1–6 Monate). Ein CA-19-9-Anstieg ist mit Remission unvereinbar.
Hepatozelluläres Karzinom	22–49	
Gallenwegskarzinom	55–79	
Magenkarzinom Stadium I–IV	26–60 / 30–70	
Kolorektales Karzinom Dukes A–D	18–58 / 5–70	
Gastrointestinales Karzinom und Lebermetastasen	80	
Bronchialkarzinom	7–42	
Mammakarzinom	10	
Ovarialkarzinom muzinöser Typ	15–30 / 50	

* Entscheidungswert 37–40 U/ml

3.3.3   CEA-Serumkonzentration bei benignen und malignen Erkrankungen

Benigne Erkrankung

Beurteilung: Falsch-positive CEA-Erhöhungen finden sich am häufigsten bei entzündlichen Lebererkrankungen. Die diagnostische Spezifität der CEA-Bestimmung kann bei aktiver alkoholischer Leberzirrhose auf bis zu 30% absinken. Pankreatitis, entzündliche Erkrankungen des Gastrointestinaltrakts, z.B. Colitis ulcerosa oder Divertikulitis, führen ebenfalls zu falsch-positiven CEA-Erhöhungen. Die Konzentrationen überschreiten nur vereinzelt die vierfache Obergrenze des Referenzbereichs.

Maligne Erkrankung

Beurteilung: CEA-Konzentrationen, die den vierfachen Wert der Obergrenze des Referenzbereichs übersteigen, machen eine maligne Erkrankung wahrscheinlich. Steigen die Konzentrationen im weiteren Verlauf an oder liegen sie über der achtfachen Obergrenze des Referenzbereichs, ist eine maligne Erkrankung praktisch gesichert.

Kolorektales Karzinom

Aufgrund ihrer eingeschränkten diagnostischen Sensitivität und Spezifität und unter Berücksichtigung der Inzidenz kolorektaler Karzinome ist die CEA-Bestimmung für Screening-Untersuchungen nicht geeignet. Postoperative Verlaufskontrolle: Erreichen die CEA-Konzentrationen im unmittelbaren postoperativen Verlauf nicht ein stabiles Niveau und steigen im weiteren Verlauf an, ist residuales Tumorgewebe vorhanden. Falls CEA-Bestimmungen für die Diagnose von lokalen Rezidiven und/oder Fernmetastasen herangezogen werden, sollten die Bestimmungen unabhängig vom präoperativen Wert in den ersten beiden postoperativen Jahren in 2- bis 3-monatigen Abständen erfolgen. Deutet sich ein Konzentrationsanstieg an, sind engmaschigere Kontrollen angezeigt. Für die Diagnose einer Tumorprogredienz liegt der positive prädiktive Wert eines Konzentrationsanstiegs bei 65–84%, der negative prädiktive Wert bei 89–90%.

3.4   Funktionstests bei Pankreaserkrankungen

3.4.1   Pankreolauryl-Test (indirekter Test)

Indikation

V.a. exokrine Pankreasinsuffizienz

Prinzip

- **Test:** Fluoreszein-Dilaurinsäureester wird oral verabreicht → Spaltung durch Sterinester-Hydrolase (pankreasspezifische Esterase) → Menge der sezernierten Gallensäuren nimmt Einfluss auf diese Spaltung → Entstehung des wasserlöslichen Farbstoffs Floureszein → Resorption im Dünndarm → Glukuronidierung in der Leber → Ausscheidung über die Niere → Messung des Fluoreszeins im Urin

  Kontrolle (soll die unspezifischen, nichtpankreatogenen Faktoren ausschalten): Fluoreszein-Natriumsalz wird oral verabreicht → direkte Umwandlung zu Fluoreszein → Ausscheidung über die Niere → Messung des Fluoreszeins im Urin

- Faktoren, die die Ausscheidungsquote beeinflussen
  - Menge der sezernierten **Sterinester-Hydrolase** (pankreasspezifische Esterase)
  - Menge der sezernierten Gallensäuren
- Nichtpankreatogene Faktoren (Maß der intestinalen Resorption, Glukuronidierung in der Leber, Nierenfunktion)

Aussagekraft des Tests

Sensitivität: 75%; Spezifität: 39–60%; liefert keine diagnostisch verwertbare Aussage!

Testdurchführung

Vorbereitung: Pankreasenzymsubstitution spätestens 3 Tage vor Testbeginn absetzen

Ablauf 1. Tag (Test)

- 6.30 Uhr: der nüchterne Patient trinkt ½ l Tee (ungesüßt)
- 7.00 Uhr
  - Blase entleeren, dann Beginn der Urinsammlung (bis zum Ende der Untersuchung muss die komplette Urinmenge gesammelt werden)
  - Standardisiertes Frühstück: 1 Brötchen, 20 g Butter, 1 Tasse Tee
  - Nach Verzehr der ersten Brötchenhälfte die 2 blauen Testkapseln (Fluoreszein-Dilaurinsäureester) unzerkaut schlucken, dann die 2. Brötchenhälfte essen
- 7.00–10.00 Uhr: keine Nahrungsaufnahme, keine Getränkeaufnahme
- 10.00–12.00 Uhr: 1 l Tee trinken
- 12.00–17.00 Uhr: normale Nahrungsaufnahme
- 17.00 Uhr: Ende der Urinsammlung mit vollständiger Blasenentleerung in den Sammelbehälter

Ablauf 2. Tag Pause

Ablauf 3. Tag (Kontrolle)

Ablauf wie am 1. Tag, anstelle der blauen Kapseln werden 2 rote Testkapseln (Kontrollsubstanz Fluoreszein-Natriumsalz) verabreicht.

Bewertung

$$\text{TK-Quotient (\%)} = \frac{\text{Fluoreszeinausscheidung (1. Tag = Test)}}{\text{Fluoreszeinausscheidung (2. Tag = Kontrolle)}}$$

TK-Quotient	Bewertung
> 30 %	Kein Anhalt für exokrine Pankreasinsuffizienz
20–30 %	Kontrolluntersuchung zu empfehlen
< 20 %	Exokrine Pankreasinsuffizienz wahrscheinlich

Hinweise

- Der Test ist weder sehr spezifisch noch sehr sensitiv und zudem sehr aufwendig und sollte daher durch die sensitivere Bestimmung der Elastase im Stuhl ersetzt werden.
- Kinder über 3 Jahre:
  - Die Bestimmung der Elastase im Stuhl hat eine bessere Aussagekraft, ist nicht so aufwendig und gerade bei Kindern besser standardisiert!

- Kinder bekommen jeweils eine blaue bzw. rote Testkapsel.

Es sollten möglichst 2/3 der für erwachsene Patienten vorgesehenen Flüssigkeitsmenge verabreicht werden; falls eine Kontrolle nicht möglich ist, sollten etwa gleiche Mengen an beiden Tagen getrunken werden.

3.4.2   Sekretin-Pankreozymin-Test (direkter Test)

Indikation

V.a. exokrine Pankreasinsuffizienz

Kontraindikation

Akute Pankreatitis

Prinzip

- Durch Injektion von Sekretin bzw. Pankreozymin (oder Caerulein) wird die Sekretion von Bikarbonat bzw. von Pankreasenzymen stimuliert.
- Durch Konzentrationsbestimmungen im Duodenalsekret kann somit die exokrine Pankreasfunktion überprüft werden.

Testdurchführung

- Das Pankreassekret sollte jeweils in eisgekühlten Messzylindern gesammelt werden. Das Volumen jeder Fraktion muss gemessen und dokumentiert werden.
- **Vorbereitung:** Nach 12-stündiger Nahrungskarenz wird eine spezielle Duodenalsonde gelegt.

Ablauf		
Über die ersten 15 Minuten	Absaugen der 1. Fraktion	Messung der Bikarbonat-Konzentration sowie der Pankreas-Amylase- und Lipase-Aktivität
Injektion von 1 KE Sekretin pro kg Körpergewicht	**Über 15 min** p. inj.: Absaugen der 2. Fraktion und Messung der Bikarbonat-Konzentration	**Über 30 min** p. inj.: Absaugen der 3. Fraktion und Messung der Bikarbonat-Konzentration
Injektion von 1 U Pankreozymin pro kg Körpergewicht	**Über 15 min** p. inj.: Absaugen der 4. Fraktion und Messung der Pankreas-Amylase- und Lipase-Aktivität	**Über 30 min** p. inj.: Absaugen der 5. Fraktion und Messung der Pankreas-Amylase- und Lipase-Aktivität

Bewertung

Problem: mangelnde Standardisierung des Tests. Anhaltspunkt für die Beurteilung der Ergebnisse können die folgenden Angaben sein. **Dabei sind als physiologisch zu betrachten:**

- Sekretin-Stimulation
  - Sezerniertes Volumen: > 67 ml/30 min
  - Bikarbonat-Sekretion: > 6,5 mmol/30 min
  - Bikarbonat-Konzentration im Sekret: > 70 mmol/l

- Pankreozymin-Stimulation
  - Amylase-Sekretion: > 12.000 U/30 min
  - Lipase-Sekretion: > 65.000 U/30 min

Bikarbonat-Sekretion nach Sekretin	Enzym-Sekretion nach Pankreozymin	Stuhlfett	Insuffizienzgrad
Normal	Vermindert	Normal	Leicht
Vermindert	Vermindert	Normal	Mäßig
Vermindert	Vermindert	Erhöht	Schwer

Hinweise

- Der Test gilt als **zuverlässigster Test für den Nachweis einer exokrinen Pankreasinsuffizienz** und ist allen anderen indirekten Methoden (Pankreolauryl-Test, NBT-PABA-Test, Lundh-Test und der Elastase-Bestimmung im Stuhl) überlegen.
- Test soll in ca. 8% d.F. falsch-positive und in ca. 6% falsch-negative Ergebnisse liefern.
- Bei optimaler Lagerung des gewonnenen Duodenalsafts in eisgekühlten Messzylindern bleibt die Enzymaktivität bis zu 8 h unverändert.
- Das Testergebnis kann auch folgende Faktoren beeinflusst werden:
  - Unvollständiges Sammeln des Sekrets
  - Zufluss von Magensäure
  - Rückfluss von Duodenalsaft in den Magen

3.4.3 NBT-Test (N-Benzoyl-L-Tyrosyl-p-Aminobenzoesäure-Test, indirekt)

Indikation

V.a. exokrine Pankreasinsuffizienz

Prinzip

Beurteilung der PARA-Aufnahme (bei Pankreasinsuffizienz vermindert)

Testdurchführung

Vorbereitung:
- Soweit möglich 48 h vorher keine Medikamente einnehmen
- Keine Nahrungsmittel mit Benzoesäure (Konservierungsmittel) essen
- 12 h vorher nüchtern und Blase vor Beginn des Tests leeren

Ablauf
- Standardisiertes Frühstück: 200 ml Tee ohne Zucker, 1 Scheibe Brot mit Butter und Marmelade, 3 Tabl. Bentiromid® (Kinder < 30 g 1 Tablette, 2 bei Kindern zwischen 30–45 kg), danach 500 ml Tee
- Nach 5 h erneut 1 Scheibe Brot mit Butter und Marmelade
- Sammelurin über 5 h nach Tabletteneinnahme (Menge registrieren)

Bewertung
- Normal: Aufnahme von > 50% der zugeführten PABA
- Werte < 40% gelten als positiv im Sinne einer Pankreasinsuffizienz

Hinweis
Falsch-positiv: Sprue, chronische oder akut-entzündliche Darmerkrankungen

3.5 Bakteriologische und zytologische Tests

3.5.1 Mikrobiologie
Indikationen: Abszesse (postoperativ, Komplikationen einer Pankreatitis (biliär, alkoholisch, traumatisch), infizierte Pseudozysten, Peritonitis u.a.
Häufigste Erreger (oft polymikrobiell [Mischinfektionen])

Enterobacteriaceae

Spezies: Escherichia coli, Klebsiella pneumoniae, Serratia marcescens (Wachstum auf MacConkey-Agar), EHEC (auf Spezialnährboden)
Klinik: Harnwegsinfektionen, respiratorische Infektionen, Wundinfektionen, Sepsis, Katheterinfektionen, nosokomiale Infektionen etc.
Untersuchungsmaterial: Urin, sämtliche Abstriche, Körpersekrete, Punktate, Biopsien, Liquor, Blutkulturen, Fremdkörper etc.
Untersuchungsmethoden: Mikroskopie, Kultur, Resistenztestung
Besonderheiten: Der Nachweis von Enterobakterien wird durch die Untersuchungsanforderung „Erregerkultur und Resistenz" gewährleistet. Enterobakterien sind häufig multiresistent. Empirische **Therapie** muss nach Erhalt des Antibiogramms korrigiert werden. Aminoglykoside und neuere Cephalosporine, Imipenem und Fluorochinolone sind meist wirksam.
Dauer der Untersuchung: 2–3 Tage

Enterokokken

Spezies: E. faecalis, E. faecium
Klinik: Harnwegsinfektionen, Cholezystitis, Wundinfektionen, Endokarditis und Bakteriämien
Untersuchungsmaterial: Urin, sämtliche Abstriche, Körpersekrete, Punktate, Biopsien, Liquor, Blutkulturen, Fremdkörper etc.
Untersuchungsmethoden: Mikroskopie, Kultur, Resistenztestung
Besonderheiten: Der Nachweis von Enterokokken wird durch die Untersuchungsanforderung „Erregerkultur und Resistenz" gewährleistet. Auch Vancomycin-resistente Enterokokken werden hiermit erfasst. Enterokokken sind gegen eine Vielzahl von Antibiotika resistent, z.B. Penicillin G, Cephalosporine und Aminoglykoside; meist gut empfindlich gg. Ampicillin.
Dauer der Untersuchung: 2–3 Tage

Vergrünende Streptokokken

Spezies: S. mitis, S. oralis u.a.
Klinik: Endokarditis, Abszesse, Wundinfektionen
Untersuchungsmaterial: sämtliche Abstriche, Körpersekrete, Punktate, Biopsien, Liquor, Blutkulturen, Fremdkörper
Untersuchungsmethoden: Kultur, Resistenztestung
Besonderheiten: Der Nachweis von Streptokokken wird durch die Untersuchungsanforderung „Erregerkultur und Resistenz" gewährleistet. Stets Antibiogramm! **Therapie:** Penicillin, alternativ Erythromycin oder Cephalosporin.
Dauer der Untersuchung: 1–3 Tage

Staphylokokkus spp.

Spezies: S. aureus, S. epidermidis, MRSA, S. saprophyticus
Klinik: Endokarditis, Fremdkörperinfektionen, Katheterinfektionen, Osteomyelitis, HWI
Untersuchungsmaterial: sämtliche Abstriche, Körpersekrete, Punktate, Biopsien, Liquor, Blutkulturen, Fremdkörper
Untersuchungsmethoden: Kultur, Resistenztestung, DNA-Nachweis
Besonderheiten: Der Nachweis von Staphylokokken wird durch die Untersuchungsanforderung „Erregerkultur und Resistenz" gewährleistet. Viele Staphylokokkenarten gehören zur Normalflora der Haut/Schleimhäute und werden daher nicht in jedem Untersuchungsmaterial in Abhängigkeit von der angezüchteten Erregerzahl ausdifferenziert/-getestet.
Therapie: Penicillinase-feste P. (Oxacillin, Flucoxacillin, Dicloxacillin), bei Penicillinallergie Cephalosporine, 1. Generation. Bei Mehrfachresistenz Vancomycin/Teicoplanin.
Dauer der Untersuchung: 2–3 Tage

Anaerobier

Spezies: Clostridium perfringens, Cl. clostridiforme, Cl. subterminale
Klinik: Abszesse, Wundinfektionen, Pleuraempyem, Aspirationspneumonie, Appendizitis, Peritonitis, infizierte Ulzera u.a.
Untersuchungsmaterial: Wundabstriche, Abszessmaterial, intraoperative Abstriche, Punktate, Biopsiematerialien, Sinussekrete, BAL, Aszites, Pus, Gallenflüssigkeit
Untersuchungsmethoden: Kultur, Resistenztestung
Besonderheiten: Der Nachweis von Anaerobiern wird durch die Untersuchungsanforderung „Erregerkultur und Resistenz" gewährleistet. Materialien, die auf strikte Anaerobier untersucht werden sollen, müssen entweder luftdicht verschlossen (z.B. in einer steril verschlossenen Spritze) oder in einem geeigneten Anaerobier-Transportmedium (z.B. Port-a-Cul-Röhrchen) transportiert werden. **Therapie:** chirurgisch, Penicillin G hochdosiert, Clindamycin.
Dauer der Untersuchung: Kultur: 2–5 Tage; Resistenztestung: 2 Tage

3.5.2   Diagnostik
Kultur (aerob und anaerob)

Abszesspunktat

Probengefäß: je nach Menge: Universal-Probenröhrchen mit Schraubdeckel; Universal-Probenbecher; sterile Spritze; Port-A-Cul-Medium

Abnahme
- Desinfektion gemäß Hygieneplan vornehmen
- Punktion unter strikter Einhaltung steriler Kautelen mit steriler Spritze und aufgesetzter Kanüle bzw. Abstreichen von austretendem Sekret mit sterilem Abstrichtupfer
- Spritze mit Deckel versehen und direkt einsenden bzw. Abstrichtupfer oder Punktat in Transportmedium bringen
- Sterilen Verband anlegen

Transport: möglichst sofort am Abnahmetag bei Raumtemperatur!

Lagerung: Ist ein umgehender Transport an das Labor nicht möglich (z.B. bei nächtlicher Abnahme), Probe bei **Raumtemperatur** bis zum nächsten Tag lagern. Bei Lagerung im Kühlschrank können empfindliche Bakterien absterben!

Besonderheiten: Das Port-A-Cul-Medium eignet sich besonders gut, um anaerobe Bakterien nachzuweisen.

Aszitespunktat

Probengefäß: je nach Menge: Universal-Probenröhrchen mit Schraubdeckel; Universal-Probenbecher; sterile Spritze; Port-A-Cul-Medium

Abnahme
- Unter sterilen Bedingungen (und ggf. Lokalanästhesie).
- Zugang am Übergang vom mittleren zum äußeren Drittel der Linie zwischen Spina iliaca anterior superior und Nabel, evtl. unter sonographischer Kontrolle.
- Nach sorgfältiger Desinfektion Einstechen einer lumenstarken Nadel, ggf. Einschleusung eines Katheters und Auffangen der Flüssigkeit in ein steriles Probengefäß. Der Ablauf erfolgt passiv aufgrund des erhöhten intraabdominellen Drucks. Mittels steriler Spritze Beimpfung von o.g. Transportmedien bzw. Direkteinsendung des Probengefäßes zur Diagnostik.
- Entfernen der Nadel und Anlegen eines sterilen Verbands.

Transport: möglichst sofort am Abnahmetag bei Raumtemperatur!

Lagerung: Ist ein umgehender Transport an das Labor nicht möglich (z.B. bei nächtlicher Abnahme), Probe bei Raumtemperatur bis zum nächsten Tag lagern. Bei Lagerung im Kühlschrank können empfindliche Bakterien absterben!

Besonderheiten: Das Port-A-Cul-Medium eignet sich besonders gut, um anaerobe Bakterien nachzuweisen. Zusätzlich zur Einsendung von Punktat kann ein Teil (ca. 5 ml) in eine Blutkulturflasche gegeben werden. Diese als „Punktat-Flasche" kennzeichnen!

Peritonealpunktat

Probengefäß: je nach Menge: Universal-Probenröhrchen mit Schraubdeckel; Universal-Probenbecher; sterile Spritze; Port-A-Cul-Medium

Abnahme
- Unter sterilen Bedingungen (und ggf. Lokalanästhesie)
- Unter sonographischer, radiologischer Kontrolle oder intraoperativ
- Bei kurzer Transportzeit Material in der Spritze belassen (Verschlusskappe!), ansonsten Punktat in o.g. Transportmedium geben

Transport: möglichst sofort am Abnahmetag bei Raumtemperatur!

Lagerung: Ist ein umgehender Transport an das Labor nicht möglich (z.B. bei nächtlicher Abnahme), Probe bei **Raumtemperatur** bis zum nächsten Tag lagern. Bei Lagerung im Kühlschrank können empfindliche Bakterien absterben!

Besonderheiten: Bei Verdacht auf Mykobakterien gesondertes Material einsenden. Je mehr Material gewonnen wird, desto aussichtsreicher die Erregerisolierung.

3.5.3   Zytologie/Immunzytologie

Vorteil
- Geringe Zellmengen erforderlich
- Schonende Entnahme
- Sichere Dignitätsdiagnostik möglich
- Diagnostischer Ausschluss invasiver Krebserkrankungen anhand von Malignitätskriterien

Nachteil

Auf Kriterien wie Invasion, perifokale Reaktion etc. muss verzichtet werden.

Exfoliativzytologie
- Untersuchung von Zellen, die von einer Oberfläche abschilfern (exfoliieren).
- Entnahme unter endoskopischer Sicht.
- **Spülzytologie:** Nach Spülung wird aus wieder abgesaugter Flüssigkeit durch Zentrifugation eine Zellprobe hergestellt.
- **Bürstenzytologie:** Eine Bürste wird über die Läsion geführt. Von der Bürste wird Zellmaterial direkt auf einen Objektträger ausgestrichen oder in flüssiges Medium eingebracht. Nachteil: Zurückziehen der Bürste durch einen Instrumentenkanal o.Ä. führt unweigerlich zum Verlust der relevanten Zellpopulation.
- Bei ausreichender Exfoliation und höherem Atypiegrad der Tumorzellen ist zytologische Diagnostik sehr gut möglich.
- Zellausbeute ist oft gering und u.U. die Unterscheidung höher differenzierter Adenokarzinome von reaktiv veränderten Zylinderepithelien nicht möglich.

Punktionszytologie
- Zytologie an durch Feinnadelpunktion gewonnenen Materialien
- Sehr gute Kosten-Nutzen-Relation

- Alle palpierbaren oder mit bildgebenden Verfahren darstellbaren Raumforderungen im Abdominalraum sind erreichbar.
- Punktion erfolgt unter sonographischer Sicht.
- Wichtig: zügige Durchführung einer Feinnadelpunktion, da gewonnenes Material sonst gerinnen kann, was die Beurteilbarkeit einschränkt. Ein gelungenes Punktat enthält im Idealfall nur wenig Blut.
- Verschiedene Zellläsionen erfordern verschiedene Nadeln (unterschiedl. Stärke, Länge, Stabilität der Nadeln, ggf. Verwendung von Mandrins oder Führungsnadeln); ggf. Verwendung eines Pistolengriffs zur einhändigen Betätigung der Spritze empfohlen.
- Gewinnung von repräsentativem Material deutlich schwieriger als aus der Leber.
- Tumorzellen höher differenzierter Adenokarzinome sind u.U. schwer von den verschiedenen Zylinderepithelien aus dem Stichkanal zu unterscheiden.

Versand
- Nach der Punktion wird das in der Nadel befindliche Material auf einen oder mehrere Objektträger ausgespritzt und mit einem zweiten, flach aufgelegten Objektträger ausgestrichen; Zellmaterial kann an der Luft trocknen und ist so versandfertig.
- Um Verwechslungen auszuschließen, Objektträger vorher im Mattrand korrekt mit Bleistift beschriften!
- Je nach vorgesehener Färbung ggf. Feuchtfixierung mit Fixationssprays.
- Flüssigmaterialien können oft nativ verschickt werden.
- Bei blutigen Materialen Verwendung von EDTA-Röhrchen zur Gerinnungsvermeidung.
- Bei längerer Versanddauer Versand in alkoholischer Lösung (Flüssigmaterial mit der gleichen Menge 50%igem Alkohol, z.B. Isopropanol, versetzen).
- Formalin ist als Versandmedium für Zytologie ungeeignet!

Sensitivität/Spezifität
- Selbst bei direkter Entnahme von einer Tumoroberfläche liegt die Sensitivität unter 100%, da evtl. nur nekrotisches Material gewonnen wird.
- Sensitivität bei LK-Metastasen ca. 100%, bei Pankreaspunktionen 70–80%, bei Pankreasgängen 40–70%

Immunzytochemie
- Färbungen für Zytokeratine, CA 19-9, NSE, CGA, Synaptophysin, Mucin 1, 2, 5 u.a.
- Indikation: Dignitätsdiagnostik, Tumortyping, Tumorgrading, Staging
- Aus der Immunhistologie bekannte Verfahren können auf zytologisches Material übertragen werden, dabei i.d.R. Anpassung der Methode an das Material erforderlich.
- Bewertung der Ergebnisse in der Zytologie oft schwieriger als in der Immunhistochemie (z.B. keine räumliche Information, erschwerte Unterscheidung spezifischer und unspezifischer Reaktionen).
- Zytologisches Material ist meist nicht ausreichend für viele Untersuchungen.
- Immunreaktivität/Morphologie der Zellen müssen in der Dignitätsdiagnostik übereinstimmen; Immunreaktivität/Ortsfremdheit reichen für definitive Diagnosen nicht aus.

4. Erkrankungen des Pankreas

4.1 Verletzungen

Ätiologie: meist stumpfes Bauchtrauma; LWK II/III dienen als Hypomochlion.
Einteilung nach **Kümmerle und Hess**
- Commotio: Gefäßläsionen und Nekrosen
- Contusio: Parenchym- und Gangeinrisse, Hämatome
- Subkapsuläre Ruptur: Kontinuitätsunterbrechung bei intakter Kapsel
- Inkomplette Ruptur: Parenchymzerreißung bei unverletztem Ductus pancreaticus
- Komplette Ruptur: zusätzlich Verletzung des Ductus pancreaticus bzw. nach dem internationalen **Organ Injury Score** (OIS), s.u.

Grad		Beschreibung der Verletzung
I	Hämatom	Geringe Kontusion ohne Gangverletzung
	Lazeration	Oberflächliche Lazeration ohne Gangverletzung
II	Hämatom	Deutliche Kontusion ohne Gangverletzung/Gewebeuntergang
	Lazeration	Deutliche Lazeration ohne Gangverletzung/Gewebeuntergang
III	Lazeration	Distale Transsektion/Gewebeverletzung mit Gangverletzung
IV	Lazeration	Proximale Transsektion/Gewebeverletzung einschließlich Papille
V	Lazeration	Massive Zerreißung des Pankreaskopfs

Klinik: Oberbauchschmerzen, Abwehrspannung, Peristaltikstörung, akutes Abdomen, ggf. Schock

Komplikationen: Pankreasfistel, Aszites, Pankreaspseudozysten, Stenose des Ductus pancreaticus, rezidivierende Pankreatitis

Diagnose: Anamnese, Klinik, Labor (Hb!), Sono, Röntgen-Abdomen, Röntgen-Thorax, CT, MRT mit MRCP

Therapie: konservativ bei Trauma ohne Gang-/Kapselverletzung: Überwachung, Schmerzmittel, Antibiotika; sonst Laparotomie; wenn möglich Naht der Parenchymverletzung, ggf. Linksresektion oder OP nach Whipple; bei Gangruptur: erst ERCP mit Stenteinlage, ggf. Interposition einer Dünndarmschlinge nach Roux-Y

4.2 Akute Pankreatitis

4.2.1 Ursachen der akuten Pankreatitis

- **Gallenwegserkrankungen:** Choledocholithiasis, Gallengangsstenosen
- **Alkoholabusus**
- **Medikamente:** Diuretika, β-Blocker, ACE-Hemmer, Methyldopa, Östrogene, Glukokortikoide, Antibiotika (Erythromycin, Rifampicin, Tetrazykline), Virostatika (Didanosin, Zalcitabin), Antikonvulsiva (Valproinsäure, Carbamazepin), NSAR, Mesalazin, Sulfasalazin, Gold, Cyclosporin A, Zytostatika (Azathioprin, Mercaptopurin)
- **Kollagenosen:** SLE
- **Hereditäre Formen:** autosomal-dominanter Erbgang: Mutation des Trypsinogen-Gens; Mutation des Serinprotease-Inhibitors Kazal Typ 1
- **Autoimmun:** autoimmune Pankreatitis
- **Stoffwechselstörungen:** Hypertriglyzeridämie, Hyperkalzämie (primärer Hyperparathyreoidismus)
- **Infektionen:** Mumps, Virushepatitis, AIDS, Ascariden in den Gallengängen
- **Pankreasanomalien:** Pankreas divisum
- **Traumata**
- **Iatrogen:** ERCP, Papillotomie
- **Idiopathisch**

4.2.2 Symptome der akuten Pankreatitis

Symptome	Häufigkeit (%)
Gürtelförmige Bauchschmerzen	90
Meteorismus	80
Erbrechen	80
Aszites	75
Paralytischer (Sub-)Ileus	70
Fieber	60
„Gummibauch"	60
Hypotonie, Schockzeichen	50
EKG-Veränderungen (ST-Strecke)	30
Pleuraerguss	25
Ikterus	20

4.2.3 Diagnostik bei Verdacht auf akute Pankreatitis (AP)

1. Maßnahme: Sicherung der Diagnose einer AP
• Erhebung von Anamnese, CT-Befund; **Probleme:** Klinischer Befund und Enzymanstieg stimmen nicht immer mit dem CT-Befund überein.
• Messung von Amylase/Lipase im Serum; **Probleme:** Bei längerem Intervall (Schmerzbeginn bis zur stationären Aufnahme) ist Amylase oft bereits wieder normal, nur noch Lipase erhöht.
• Sonographie; **Probleme:** Bei schwerer AP ist die Sonographie oft nicht aussagefähig (Luftüberlagerung des Pankreas)

2. Maßnahme: Sicherung der morphologischen Differenzialdiagnose (interstitielle/nekrotisierende AP); Kontrastmittelverstärktes CT und Stadieneinteilung nach Balthazar
Probleme: Es gibt keinen sicheren, nichtbildgebenden Hinweis auf eine nekrotisierende AP, ein Verdacht besteht jedoch bei: BMI > 30; CRP ≥ 120 mg/l; Ranson-Score ≥ 3 Punkte; Imrie-Score ≥ 3 Punkte; APACHE-II-Score ≥ 8 Punkte; Organversagen (Atlanta-Definition: systolisch RR < 90 mmHg, pO_2 ≤ 60 mmHg, Kreatinin > 2 mg/dl nach Rehydration, GIT-Blutung > 500 ml/24 h); Pleuraerguss (ein-/beidseitig) im Röntgen-Thorax

3. Maßnahme: Sicherung einer Infektion bei evtl. Nekrosen Feinnadelpunktion von Nekrosen; **Probleme:** Muss Ultraschall-/CT-gesteuert und mit viel Erfahrung erfolgen; evtl. überflüssig, da prophylaktische Antiobiotikagabe bei Nekrosen indiziert und/oder nur wenige geeignete Antibiotika in Frage kommen. Absolute Indikation bei V.a. Pilze (i.d.R. Candida).

4.2.4 Klinik, Ursachen und Diagnostik bei akuter Pankreatitis

1. Anamnestisch Gallenkoliken und/oder Cholangitis; ALT i.S. u./o. Bilirubin ↑
• **Mögliche Ursache:** Cholezystolithiasis
Erforderliche Diagnostik: Sonographie; ERCP/Endosonographie

2. Langjähriger Alkoholabusus (10–20 Jahre)
• **Mögliche Ursache:** Alkohol
Erforderliche Diagnostik: Abdomenübersicht/CT (Pankreasverkalkung?); Glukose (Diabetes?); 72-h-Messung von Stuhlfett (Steatorrhoe?), evtl. Kontrolle zwecks definitiver Diagnose

3. Einnahme von potenziell Pankreatitis-auslösenden Medikamenten und Ausschluss anderer Ursachen einer Pankreatitis, z.B. Patient mit HIV und DDI, M. Crohn und 6-Mercaptopurin, ACE-Hemmer und Angioödem
• **Mögliche Ursache:** medikamenteninduzierte Pankreatitis
Erforderliche Diagnostik: Absetzen der mutmaßlichen Noxe

4. Kind mit positiver Familienanamnese einer Pankreatitis
- **Mögliche Ursache:** familiäre Hypertriglyzeridämie/hereditäre chronische Pankreatitis
  Erforderliche Diagnostik: Triglyzeride i.S.; genetische Untersuchung

5. Erwachsener mit milchig–trübem Serum
- **Mögliche Ursache:** Hypertriglyzeridämie
  Erforderliche Diagnostik: Triglyzeride i.S.

6. Z.n. ERCP oder operativem Eingriff; abdominelles Trauma
- **Mögliche Ursache:** posttraumatisch/postinterventionell
  Erforderliche Diagnostik: zeitlicher Bezug zum Ereignis?

7. Hämorrhagischer Schock, Z.n. gefäßchirurgischem Eingriff, Angiographie, ACVB
- **Mögliche Ursache:** vaskulär
  Erforderliche Diagnostik: zeitlicher Bezug zum Ereignis? Hinweis auf Ischämie/Embolisation anderer Organe? Hinweis auf Embolisation in der Gewebebiopsie?

8. Rezidivierende Pankreatitis mit Hyperkalzämie
- **Mögliche Ursache:** Hyperkalzämie
  Erforderliche Diagnostik: Hyperkalzämie ist selten Ursache einer akuten Pankreatitis; zunächst Ausschluss anderer Ursachen

9. Hypertonus, Proteinurie, Mononeuropathie, Hautläsionen
- **Mögliche Ursache:** Polyarteritis nodosa
  Erforderliche Diagnostik: Biopsie von Muskel, Haut oder Nerven; Angiographie; ANCA

10. Rezidivierende Pankreatitis ohne eindeutige Ursache (idiopathisch)	Biliäre Mikrolithiasis	• ERCP • Labordiagnostik (Cholesterin-Kristalle in Gallenflüssigkeit? Kristalle im Stuhl?)
	Pankreas divisum	ERCP zum Nachweis eines Pankreas divisum; endoskopische/chirurgische Sphinkterotomie
	Sphinkter-Oddi-Dysfunktion	ERCP + Manometrie; MRCP + Sekretin

11. Autoimmune Pankreatitis
- **Mögliche Ursache:** autoimmun
  Erforderliche Diagnostik: US mit KM, MRT/MRCP; IgG/IgG4, Autoantikörper

4.2.5 Klinische, laborchemische, radiologische Befunde bei akuter Pankreatitis
Klinik
- Akute Schmerzen im oberen Abdomen, Ausstrahlung in den Rücken; Übelkeit, Erbrechen
- Nachlassen der Schmerzen beim Sitzen oder bei Neigung des Oberkörpers nach vorne
- Druck- und Schmerzempfindlichkeit über dem Epigastrium

Labor

- Erhöhte Pankreasenzyme in Serum und Urin: Amylase, pankreatische Isoamylase; Lipase, Co-Lipase; Carboxylester-Lipase, Phospholipase; Carboxypeptidase; Trypsin, Trypsinogen-2
- Erhöhte Spiegel nichtenzymatischer pankreatischer Sekrete im Serum: Pankreatitis-assoziiertes Protein; Trypsinogen-aktivierendes Peptid
- Weitere Faktoren im Serum: CRP; TNF; PMN-Elastase

Radiologie

- **Abdomenübersicht:** normal; Dünndarmileus; „sentinel Loop"; Dilatation des Colon transversum; Pankreasverkalkungen (chronische Pankreatitis); Gallensteinschatten; luftge-blähte Magen-Darm-Abschnitte (besonders im linken Ober-/Mittelbauch)
- **Röntgen-Thorax:** Plattenatelektasen, Pleuraergüsse; basale Pneumonie
- **Endo-/Sonographie:** vergrößerte, unscharf begrenzte Pankreasloge, Nekrosen, Abszesse, Pseudozysten; Nachweis eines Peritoneal-/Pleuraergusses; Nachweis von Gallensteinen und einer extrahepatischen Cholestase bei biliärer Pankreatitis
- **Angio-CT:** Visualisierung von Nekrosen versagt oft in den ersten Tagen; interstitielles Pankreasödem (leichte Pankreatitis); Pankreasnekrosen, evtl. Abszessstraßen (schwere Pankreatitis)
- **MRCP, ERC** (bei ERC Pankreasgänge nicht darstellbar → Verstärkung der Pankreatitis): Indikation bei Verdacht auf Obstruktion des Ductus choledochus
- **Evtl. sonographiegesteuerte Feinnadelpunktion:** nekroseverdächtige Pankreasareale → Zytologie (Nachweis nekrotischer Zellen) und Bakteriologie (Nachweis infizierter Nekrosen; am häufigsten Bakterien der Darmflora: E. coli, Enterokokken, Klebsiellen, Pseudomonas aeruginosa u.a.); Indikation: nekrotisierende Pankreatitis

4.2.6 Basistherapie der akuten Pankreatitis

Allgemeinmaßnahmen

Stationäre Einweisung, Bettruhe, Intensivüberwachung bis zur Stabilisierung

- **Diät:** Nulldiät bei leichteren Verläufen nicht zwingend erforderlich, bei Übelkeit und Erbrechen ratsam. Bei schwerem Verlauf und Komplikationen (z.B. paralytischer [Sub-] Ileus) parenterale Ernährung. Strikte Alkoholkarenz.
- **Parenterale Flüssigkeits- und Elektrolytzufuhr:** Magensonde zur Prophylaxe von Aspiration und paralytischer Ileus; Kontrolle von Serumelektrolyten, Bilanz und ZVD (ZVD_{soll} = 4–12 cm H_2O): bei leichter Pankreatitis 2–4 l/d, bei schwerer Pankreatitis bis 10 l/d. Bei hohem Flüssigkeitsbedarf (> 4 l/d) Humanalbuminsubstitution: z.B. 500 ml 5% Humanalbumin pro 4 l Flüssigkeitsbedarf (Serumalbumin-Kontrolle).
- **Analgesie: Stufe 1:** Spasmolytika (z.B. Buscopan®), Paracetamol (z.B. Benuron® supp.); **Stufe 2:** Tramadol (z.B. Tramal®), 1 Amp. langsam i.v.; **Stufe 3:** Pentazocin (z.B. Fortral®) oder Buprenorphin (z.B. Temgesic®), 1 Amp. langsam i.v.; **kontraindiziert:** Morphin-derivate (Papillenspasmus!).
- **Stressulkusprophylaxe:** z.B. 2–3 x 50 mg Ranitidin i.v.

Erweiterte Therapiemaßnahmen

- **Kausal:** bei biliärer Genese ERCP und ggf. gleichzeitige Papillotomie; Beatmung.
- **Zentralvenöse Ernährung:** in der Frühphase, insbesondere bei Hypertriglyzeridämie, Schock und Sepsis möglichst keine Fettlösungen.
- **Behandlung einer Hyperglykämie:** ggf. Insulinperfusor und engmaschige Blutzucker-kontrollen.
- **Behandlung von Elektrolytstörungen:** Substitution von K^+: v.a. unter Insulintherapie engmaschige K^+-Kontrollen; Ca^{2+}: ab $Ca^{2+} < 1,6$ mmol/l (Beeinflussung durch Eiweißverlust).
- **Behandlung von Störungen des Säure-Basen-Haushalts:** insbesondere Ausgleich einer metabolischen Azidose.
- **Antibiotikatherapie:** bei schwerer (nekrotisierender!) oder biliärer Pankreatitis (vorher Blutkulturen), infizierten Pseudozysten, Abszess: z.B. Carbapeneme (Imipenem oder Meropenem) oder Ciprofloxacin, jeweils in Kombination mit Metronidazol; Dauer: ca. 10 Tage.
- **Behandlung eines akuten Nierenversagens:** Nierenversagen ist meist Folge einer mangelnden Flüssigkeitszufuhr; ggf. Hämofiltration oder Hämodialyse.
- **O_2-Substitution:** kontrollierte Beatmung (nach BGA, im Zweifel eher großzügige Beatmungsindikation), ggf. Therapie eines ARDS.
- **Bei Pseudozysten:** engmaschige sonographische oder CT-Kontrollen. Evtl. spontane Rückbildung (50% innerhalb 6 Wochen). Bei Progredienz (> 6 cm) und Beschwerden sonographisch oder CT-gesteuerte Punktion (ggf. Drainage und Spülung). Bei wieder-holtem Nachlaufen mit Beschwerden oder Komplikationen (Blutung, Ruptur, Abszess) operative Therapie.
- **Minimalinvasive Therapie:** Choledochussteine: endoskopische Papillotomie (EPT) + Steinextraktion; Pankreaspseudozysten: Asymptomatische Pseudozysten müssen nicht behandelt werden. Symptomatische Pseudozysten > 5 cm werden interventionell drainiert (perkutane Katheterdrainage, endosonographische Zystogastrostomie oder -duodeno-stomie). **Ko.:** Blutungen, Infektion u.a.; Drainage frühestens 6 Wochen nach Ausbildung der Pseudozyste; Pankreasabszess: Drainage + Spülung.
- **Operative Intervention:** bei Versagen der konservativen oder minimalinvasiven Therapie, Multiorganversagen, infizierten Nekrosen und/oder Sepsis. Schonende digitale Nekrosektomie und Lavage-Verfahren (offen oder geschlossen).
- **Bei Schmerzfreiheit und Normalisierung der Laborwerte:** stufenweiser Aufbau einer fettarmen Kost evtl. mit Enzympräparaten (z.B. Kreon®: Richtdosis: ca. 2.000 iE Lipase/g Nahrungsfett, 25.000–50.000 iE für Hauptmahlzeit, 10.000–25.000 iE für Zwischen-mahlzeit; max. Tagesdosis: 15.000–20.000 iE Lipase-Einheiten/kg Körpergewicht).
- **Rezidivverhütung:** z.B. durch Gallenwegssanierung, Alkoholabstinenz, Behandlung einer Hypertriglyzeridämie oder eines Hyperparathyreoidismus

4.2.7 Ranson-Score

Bei Aufnahme		Nach 48 Stunden	
Alter > 55 Jahre	1	Hämatokrit-Abfall > 10%	1
Leukozyten > 16.000/mm³	1	Harnstoff-Anstieg > 1,8 mmol/l	1
LDH > 350 U/l	1	(> 5 mg/dl)	
AST (GOT) > 250 U/l	1	Kalzium < 2 mmol/l	1
Glukose > 11,1 mmol/l	1	PaO$_2$ < 8 kPa (< 60 mm Hg)	1
(ca. 200 mg/dl)		Basendefizit > 4 mEq/l	1
		Flüssigkeitsbilanz > 6 l/48 h	1

Ranson-Score (Bewertung)	
Punktwert	Prognose (Letalität)
0–2	1%
3–4	10–20%
5–6	40–50%
> 6	100%

4.2.8 Schweregrad der akuten Pankreatitis – Balthazar-Score

Stadien	Punkte-bewertung	Definition
A	0	Normales Pankreas
B	1	• Nicht die Organgrenzen überschreitende Pankreatitis • Segmentäre/diffuse Pankreasvergrößerung mit Konturunregel-mäßigkeiten, inhomogener Parenchymstruktur, Gangerweiterung, kleinen intrapankreatischen Flüssigkeitsansammlungen
C	2	Die Organgrenzen überschreitende Pankreatitis, wie B + Beteiligung des peripankreatischen Fettgewebes
D	3	Wie B und C + eine unscharf begrenzte Flüssigkeitsansammlung
E	4	Wie B und C + zwei unscharf begrenzte Flüssigkeitsan-sammlungen und/oder intra-/peripankreatischer Luftnachweis

Ausmaß der Nekrosen			
0	Keine Nekrosen	6	> 1/2 der Drüse nekrotisch
2	< 1/3 der Drüse nekrotisch	10	Maximal
4	1/3–1/2 der Drüse nekrotisch		

4.2.9 Komplikationen einer akuten Pankreatitis

- **Intrapankreatische Komplikationen:** lokal; Nekrosen, Abszesse, Pseudozysten mit/ohne Infektion
- **Ursache:** Grunderkrankung

- **Extrapankreatische Komplikationen:** lokal; Stenose der benachbarten Hohlorgane (Ductus choledochus, Duodenum und Kolon)
- **Ursache:** Pankreaskopfschwellung bei interstitieller, Kopfnekrosen bei nekrotisierender Pankreatitis

- **Komplikationen im oberen Gastrointestinaltrakt:** gastrointestinale Blutung
- **Ursache:** alkoholische Gastritis; Mallory-Weiss-Syndrom; peptische Ulzera, intrapankreat. Blutung; Ösophagusvarizen als Folge von Milzvenen-/Pfortaderthrombosen

- **Dünndarmkomplikationen:** paralytischer Ileus, sehr selten; Dünndarminfarkte
- **Ursache:** Ileus bei nekrotisierender Pankreatitis nahezu obligat, Folge der Grunderkrankung; Dünndarminfarkte, Folge der peripankreatischen Nekroseprozesse

- **Milzbeteiligung:** Milzbeteiligung (lebensbedrohliche Blutung); Arrosion der Milzgefäße (lebensbedrohliche Blutung); Milzinfarkt/-hämatom (zusätzliche Schmerzsymptomatik); Milzvenenthrombose, evtl. Ösophagusvarizenbildung/-blutung
- **Ursache:** Übergreifen der Pankreatitis auf die benachbarten Gefäße und durch Vordringen von Pankreaspseudozysten in die Milzregion oder in die Milz selbst

- **Systemische Komplikationen:** Schock
- **Ursache:** intravasaler Volumenmangel, evtl. freiwerdende toxische Substanzen

- **Respiratorische Insuffizienz**
- **Ursache:** Hypoventilation bedingt durch schmerzhafte Abwehrspannung des Abdomens und/oder Pleuraergüsse; wahrscheinlich auch Freisetzung von toxischen Substanzen. Eine Störung des Surfactant der Lunge durch Phospholipase A wird diskutiert. Hierdurch Entstehung von Lysolecithin und Fettsäuren, die zu einer weiteren Zerstörung der Lungenoberfläche führen können.

- **Nierenversagen**
- **Ursache:** Schock: Hypovolämie; evtl. toxische Substanzen

- **Kardiale Komplikationen**
- **Ursache:** infarkttypische EKG-Veränderungen bei bis zu 50% der Patienten; seltener Perikardergüsse, die zur Herzbeuteltamponade führen können, Ursache unklar.

- **Pankreatische Enzephalopathie**
- **Ursache unklar:** frühere Häufigkeitsangaben wahrscheinlich auf Atropinpsychosen zurückzuführen, da hohe Atropindosen zur Enzymsekretionshemmung empfohlen wurden

- **Plötzliche Erblindung**
- **Ursache:** Möglicherweise durch komplementinduzierte Leukozytenembolisation entstehende Retinaveränderungen i.S. einer Purtscher-Retinopathie (Retinablutung und Cotton-Wool-Herde)

4.3 Chronische Pankreatitis

4.3.1 Ursachen der chronischen Pankreatitis
- Chronischer Alkoholabusus (70–80%)
- Idiopathisch (20–30%)
- Seltenere Ursachen: Gallenwegserkrankungen; Medikamente (s. akute Pankreatitis); primärer Hyperparathyreoidismus; Hyperlipidämie; hereditäre Pankreatitis; Arteriosklerose; chronisch-obstruktive Pankreatitis durch Obstruktionen des Pankreasgangs (z.B. durch Narben, Tumoren); Autoimmunpankreatitis (AIP)

4.3.2 Risikoklassifikation der chronischen Pankreatitis TIGAR-O

Toxisch-metabolisch	Genetisch	Rezidivierende akute Pankreatitis
Idiopathisch	Autoimmun	Obstruktive Pankreatitis

4.3.3 Klinik der chronischen Pankreatitis
Rezidivierende Schmerzen
Schmerz in der Tiefe des Oberbauchs (Palpation!) mit gürtelförmiger Ausstrahlung in den Rücken. Gelegentlich als Spätschmerz nach dem Essen (insbesondere nach Fett- und Alkoholgenuss). Spätstadium einer chronischen Pankreatitis ist oft schmerzfrei.

Nahrungsintoleranz (Fett)
Dyspeptische Beschwerden, Übelkeit, Erbrechen, Schmerz

Maldigestion
Gewichtsabnahme, Fettstühle, Meteorismus, Diarrhoe; Symptome einer Maldigestion erst bei einer Reduktion der exokrinen Pankreasfunktion auf 10% der Norm

Insulinmangeldiabetes
Bei ca. 1/3 der Patienten mit fortgeschrittener Erkrankung

Evtl. rezidivierender Ikterus

4.3.4 Diagnostik-Algorithmus bei chronischer Pankreatitis

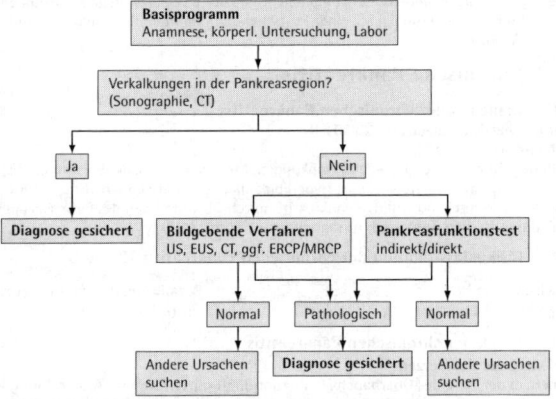

4.3.5 Diagnostik bei chronischer Pankreatitis

Nachweis eines pankreatischen Schubs

Erhöhung der Pankreasenzyme i.S.: Lipase, Elastase 1 (spezifisch), Amylase (weniger spez.)

Bildgebende Verfahren

(Endo-)Sonographie, Abdomen-CT: Konturunregelmäßigkeiten; erweiterter Pankreasgang (> 3 mm) mit Kaliberschwankungen, evtl. Kalk, Pseudozysten; Cholezystolithiasis? Ausschluss eines Pankreaskarzinoms

Nachweis morphologischer Pankreasveränderungen
- **Röntgen-Pankreas-Zielaufnahme:** evtl. Verkalkungen
- **ERCP, Pankreatikoskopie:** kurzstreckige perlschnurartige Gangerweiterungen und -stenosierungen; evtl. Konkremente im Gangsystem
- **Ösophagogastroduodenoskopie:** Ausschluss anderer Ursachen von Oberbauchschmerzen (z.B. Ulzera, Magenkarzinom); ggf. Nachweis von Duodenalstenosen

Nachweis einer endokrinen Pankreasinsuffizienz

Blutzuckertagesprofil; oraler Glukose-Belastungs-Test; HbA$_{1c}$

Nachweis genetischer Faktoren

Genet. Analyse: Mutationsanalyse aus peripherem Blut (PBMC); PRSS1, SPINK1, CTRC, CFTR

Nachweis einer exokrinen Pankreasinsuffizienz

- **Direkter Pankreasfunktionstest:** Sekretin-Pankreozymin-Test: mittels Duodenalsonde fraktionierte Aspiration von Sekret und Bestimmung von Saftsekretion, Bikarbonat-konzentration/-menge nach Stimulation mit Sekretin sowie der Amylase-, Lipase- und Trypsinkonzentration/-menge nach Stimulation mit Pankreozymin
- **Indirekte Pankreasfunktionstests** (aufgrund geringer Sensitivität nicht geeignet für Frühdiagnose einer chron. Pankreatitis): Fluorescein-Dilaurat-Test (Pankreolauryl-Test): Prinzip: oral gegebenes Fluorescein-Dilaurat mit Testmahlzeit wird durch Pankreas-esterasen gespalten, resorbiert und renal ausgeschieden. Aus der Fluorescein-Urinkonzen-tration am Testtag (T) und am Kontrolltag (K, alleinige Fluoresceingabe) wird der T/K-Quotient ermittelt, Normalwert > 30%.
  - **Bestimmung von Elastase 1 im Stuhl** (Enzympräparate müssen nicht abgesetzt werden): Normalwert: > 200 µg/g Stuhl
  - **Bestimmung von Chymotrypsin im Stuhl** (Enzympräparate 5 Tage vorher absetzen): Normalwert: > 3 U/g = 120 µg/g, bei exokriner Insuffizienz erniedrigt; erniedrigte Werte trotz normaler exokriner Pankreasfunktion bei: Diarrhoe, Stuhlgewicht > 200 g/d, nach Magenresektion, einheimische Sprue

4.3.6 Therapie der chronischen Pankreatitis

Therapie des akuten Schubs

Wie bei akuter Pankreatitis, s. dort.

Therapie der exokrinen Pankreasinsuffizienz

- **Diät:** strikte Alkoholkarenz; Rauchen einstellen; häufige (5–7) kleine Mahlzeiten; bei Steatorrhoe Erhöhung der Lipasedosis, evtl. Fettanteil vermindern, ggf. Zufuhr mittelket-tiger Fettsäuren (MCT-Fette), die auch ohne Aufspaltung resorbiert werden können.
- **Pankreasenzymsubstitution:** als verkapselte magensaftresistente Mikropellets oder magensaftresistentes Granulat; ausreichender Lipasegehalt. Gallensäurehaltige Präparate können zu chologener Diarrhoe führen. Dosis richtet sich nach der Nahrungs-menge, Einnahme zur Mahlzeit (z.B. Kreon®: Richtdosis: ca. 2.000 iE Lipase/g Nahrungsfett, 20.000–75.000 iE für Hauptmahlzeit, 10.000–25.000 iE für Zwischen-mahlzeit; max. Tagesdosis: 15.000–20.000 iE Lipase/kg Körpergewicht.
- **Ggf. Vitaminsubstitution:** Gabe fettlöslicher Vitamine (ADEK).

Therapie der endokrinen Pankreasinsuffizienz

Diabetes-Diät; bei pankreatogenem Diabetes mellitus kleine Insulingaben (keine oralen Antidiabetika) und ausreichende Enzymsubstitution (sonst Hypoglykämiegefahr)

Schmerztherapie

- Analgetika möglichst vermeiden (Gefahr der Abhängigkeit/der Analgetikanephropathie)
- Wirkung der Pankreasenzymsubstitution möglichst abwarten (evtl. schmerzlindernd)
- Sonst Stufentherapie wie bei akuter Pankreatitis
- Morphinderivate bei akuter Pankreatitis kontraindiziert!
- Beseitigung von Drainagehindernissen im Pankreasgangsystem (Steine, Strikturen)

Endoskopische Therapie
- **Pankreasgangsteine:**
  - Endoskopische Papillotomie und extrakorporale Stoßwellenlithotripsie (ESWL), endoskopische Entfernung von Restfragmenten, z.B. mit Fangkörbchen und Extraktionsballon
  - Laserlithotripsie
- **Pankreasgangstenosen:** Ballondilatation, evtl. mit Einlage von Kunststoff-Endoprothesen (Stents); Stents sind komplikationsträchtig (Blutungen, Pankreatitis, Stentokklusion, Stentmigration), so dass oft Prothesenwechsel nötig ist.
- **Pankreaspseudozysten und -abszesse:** ERCP: Anschluss der Zyste/des Abszesses an Pankreasgangsystem? Ist eine Gangstenose die Ursache? Je nach Befund transpapilläre oder transmurale Drainage (zystogastral, zystoduodenal). Watch and Wait bei asymptomatischen Pseudozysten.

Chirurgie
- **Drainage-OP**
  - Indikation: isolierte Obstruktion des Pankreasgangs → Pankreatikojejunostomie
  - Isolierte Choledochusstenose → Choledochojejunostomie
  - Große Pseudozyste (bei erfolgloser innerer Drainage) → Zystojejunostomie
- **Pankreasteilresektion:** Indikation: chronische Schmerzen; Stenosekomplikationen (Ductus pancreaticus, Ductus choledochus, Duodenum), Pfortader- und Milzvenenthrombose, Karzinomverdacht, Fistelbildung; Standardmethode: duodenumerhaltende Pankreaskopfresektion

4.4 Autoimmunpankreatitis (AIP)

- **Synonym:** lymphoplasmozytische sklerosierende Pankreatitis mit Cholangitis; chronische sklerosierende Pankreatitis
- **Pathogenese:** unbekannt
- **Inzidenz:** unbekannt
- **Prävalenz:** unbekannt; m > w (2 : 1), mittleres bis höheres Lebensalter
- **Ethnische Verteilung:** unbekannt
- 0,2–6,3% d.F. von chronischer Pankreatitis

4.4.1 Klinik der Autoimmunpankreatitis

Ikterus: Hauptsymptom der AIP; Folge extrahepatischer Cholestase und bei 70–80% der Patienten vorhanden
Abdominelle Beschwerden: oft asymptomatischer oder nur mild symptomatischer Verlauf mit Beschwerden und Schmerzen über Wochen bis Monate, selten heftige Attacken wie bei akuter Pankreatitis
Gewichtsverlust: bei ca. 30% der Patienten
Diabetes mellitus Typ 2: bei ca. 50% der Patienten
Antikörper gegen Inselzellen: bei AIP-Patienten mit Typ-1-Diabetes

4.4.2 Assoziation mit anderen Autoimmunerkrankungen

Primäre AIP

Isolierte AIP; ca. 60% der Patienten

Sekundäre AIP

Assoziation mit einer anderen autoimmunbedingten Erkrankung: Sjögren-Syndrom (häufigste assoziierte Erkrankung); primär biliäre Zirrhose; primär sklerosierende Cholangitis; M. Crohn; Colitis ulcerosa; systemischer Lupus erythematodes; Retroperitonealfibrose; Hashimoto-Thyreoiditis; Kombinationen

4.4.3 Pathologie der Autoimmunpankreatitis

- **Lokalisation:** limitiert auf Kopfregion, seltener Corpus und Cauda (umschriebene Induration, „mass-forming"); diffuser Befall des ganzen Pankreas (diffus aufgetrieben, „sausage-like")
- **Histologie:**
  - **Charakteristisch:** Fehlen von Pseudozysten, Verkalkungen in den Gängen/Fettnekrose; entzündliche Infiltration der intralobulären Gänge mit CD8+- und CD4+-Lymphozyten/ Plasmazellen; Lumen der infiltrierten Gänge durch Narben-/Ödembildung eingeengt
  - **Fakultativ:** eosinophile und neutrophile Granulozyten (sog. GEL, „granulozyte epithelial lesions"), Vaskulitis, Atrophie von Acinuszellen, Narbenbildung, entzündliche Infiltration der Läppchen; Immunzytochemie für IgG4

4.4.4 Diagnostik der Autoimmunpankreatitis

Laborchemische Befunde

- Amylase und Lipase im Serum ↑
- Cholestaseparameter und Transaminasen ↑ bei AIP im Kopfbereich mit distaler Stenose des Ductus choledochus
- CA 19–9 ↑
- Positiver Antikörpernachweis: antinukleäre Antikörper (ANA); Antikörper gegen Laktoferrin (LF); Carboanhydrase II (CA-II); Rheumafaktor (RF)
- Erhöhte Serumspiegel von γ-Globulin und/oder IgG
- IgG4 ↑↑ (zur Differenzierung gegen anderen Pankreaserkrankungen, Korrelation zur Krankheitsaktivität)

Bildgebende Verfahren

- **Sonographie:** segmentale AIP: echoarme Raumforderung, ggf. mit unscharfem Rand; beste DD durch Sono mit KM
- **CT:** umschriebene oder diffuse Vergrößerung des Pankreas mit verminderter Dichte; Kontrastmittelverstärkung um diese Areale nach KM-Gabe mit Kapselformation
- **MRT:** hypointenser Rand in T1-gewichteten Sequenzen und verzögertes Enhancement während der dynamischen MRI
- **PET-Scan:** intensive Aufnahme des Tracers bei Applikation von F18-2-Deoxyglukose; daher nicht aussagekräftig zur Differenzierung zum Pankreaskarzinom

- **ERCP:** diffuse oder umschriebene Verengung des Ductus pancreaticus, fakultativ Stenosierung des Ductus choledochus im Kopfbereich (auf Kortikoidsteroidtherapie reversibel)
- **EUS:** konzentrische Verdickung des Gallengangs als AIP-spezifisches Merkmal; mit KM kombinieren!
- **Elastographie:** neue US-Methode, pathognomonisches Muster

4.4.5   Diagnosekriterien der Autoimmunpankreatitis
- **Mindestens 2 der folgenden: typische Bildgebung** (US, CT, MR, ERCP); **Immunserologie** (Ig, IgG, **IgG4**, ANA, RF etc.); Histologie; Ansprechen auf Steroide
- **Fakultativ:** Beteiligung der **Gallenwege: Cholangitis** (> 70%); assoziiert mit: Sjögren, Hashimoto etc.

4.4.6   Therapie der Autoimmunpankreatitis
Akutphase
- Zurückhaltende endoskopische oder perkutane transhepatische Gallengangsdrainage bei Patienten mit Gallengangsstenose und Cholangitis.
- Kortikosteroide zur Therapie der Pankreasgang- und Gallengangsstenose (50–60 mg/d Prednisolon p.o., wöchentliche stufenweise Dosisreduktion, in Analogie zur Behandlung des akuten Schubs des M. Crohn). Klinisch: Abnahme des Ikterus und der Schmerzsymptomatik, Verbesserung der Insulinsekretion und des Glukosestoffwechsels; ggf. niedrige Prednisolon-Erhaltungsdosis, refraktäre Fälle mit Azathioprin behandeln.
- Probetherapie mit Steroiden (JSP-Empfehlungen) ist nur gerechtfertigt, wenn innerhalb von 2-4 Wochen eine erneute Bildgebung fest terminiert ist!

4.5   Pankreasinsuffizienz
Definition: funktionelle Einschränkung der Pankreasenzymsekretion, unabhängig von der Genese

4.5.1   Ursachen
Ätiologie der exokrinen Pankreasinsuffizienz: chronische Pankreatitis; Pankreaskarzinom; Z.n. Pankreasresektion; Gallensteine; Diabetes mellitus; Z.n. Magenresektion; Mukoviszidose; Zöliakie; autoimmune Pankreatitis

4.5.2   Risikoklassifikation der chronischen Pankreatitis TIGAR-O (→ S. 65)
- **Klinik:** Diarrhoe, Steatorrhoe, Gewichtsverlust, rezidiv. Oberbauchschmerzen, Meteorismus, Diabetes mellitus; → erst bei 60–90% Minderung der exokrinen Kapazität klinische Zeichen der Maldigestion
- **Komplikationen:** Dilatation/Stenosen des Ductus pancreaticus und Ductus choledochus; Milzvenenthrombose; Fistel-/Zystenbildungen

4.5.3   ICD-10-GM 2009 bei chronischer exokriner Pankreasinsuffizienz

K86.0 Alkoholinduzierte chronische Pankreatitis	**Diagnosen, die ebenfalls mit einer exokrinen Pankreasinsuffizienz einhergehen können:**
K86.1 Sonstige chronische Pankreatitis	
K86.8 Morphologische und funktionelle Veränderungen des Pankreas incl. exokriner Pankreasinsuffizienz	C16.- Bösartige Neubildung des Magens → denn falls Gastrektomie ggf. auch K86.8 bzw. K90.3
K90.3 Pankreatogene Steatorrhoe	C15.- Bösartige Neubildung des Ösophagus → denn falls Gastrektomie ggf. auch K86.8 bzw. K90.3
C25.- Bösartige Neubildung des Pankreas	
E13.- Pankreopriver Diabetes mellitus (geht mit einer exokrinen Funktionsstrg. einher)	K91.1 Syndrome des operierten Magens → da Gastrektomie ggf. auch K86.8 bzw. K90.3
E84.- Zystische Fibrose	K80.- Cholelithiasis →kann ggf. K86.1 chronische Pankreatitis verursachen
Pankreatine erstattungsfähig bei chronischer exokriner Pankreasinsuffizienz und Mukoviszidose	

4.5.4   Diagnose der Pankreasinsuffizienz

- **Anamnese:** Was essen Sie, was essen Sie nicht? Was bekommt Ihnen nicht? Welche Speisen meiden Sie? Meiden Sie insbesondere fettreiche Speisen? Haben Sie häufig Durchfälle? Wie sind diese beschaffen? Übelriechend? Haben Sie in der letzten Zeit Gewicht verloren? Haben Sie häufig Bauchschmerzen mit Blähungen?
- **Diagnosestellung bei folgenden Symptomen**
  - **Eines von diesen:** Gewichtsverlust; Malnutrition; Bauchschmerzen; Meteorismus; Durchfall; Steatorrhoe, Diabetes mellitus
  - **Plus eines von diesen:** Nachweis einer erniedrigten Konzentration von Chymotrypsin oder Elastase im Stuhl; sonographischer oder radiologischer Hinweis auf chronische Pankreatitis (z.B. Verkalkungen, Gangdilatation, Pseudozyste)
- **Alternativer Diagnoseweg**
  - **Zwei von diesen:** Gewichtsverlust; Malnutrition; Bauchschmerzen; Meteorismus; Durchfall; Steatorrhoe; Diabetes mellitus
  - **Plus eines von diesen:** anamnestischer Hinweis auf Z.n. akuter Pankreatitis; endoskopisch-interventioneller Eingriff; Gallensteinerkrankung; operativer Eingriff an Pankreas oder Gallenwegen; regelmäßiger hoher Alkohol-/Nikotinkonsum; Hypertriglyzeridämie; Hyperkalzämie
- **Differenzialdiagnose:** Aufgrund ähnlicher Symptome kann eine Pankreasinsuffizienz mit einer funktionellen Dyspepsie oder einem Reizdarmsyndrom verwechselt werden.
- **Probetherapie**
  - 8 Wochen: 100.000 Einheiten Lipase (Tagesdosis), jeweils aufgeteilt nach Größe der Mahlzeiten
  - Symptomkontrolle nach 8 Wochen (z.B. Besserung der subjektiven Symptome, Gewichtszunahme, Abnahme des Durchfalls, Besserung des Ernährungszustands)
  - → eine erfolgreiche Probetherapie ist beweisend für eine exokrine Pankreasinsuffizienz

4.5.5 Diagnostik – Untersuchungsverfahren bei exokriner Pankreasinsuffizienz

Bildgebende Verfahren
- Röntgen, Sonographie, CT, ERCP, EUS, MRCP
- **Cave:** erhöhtes Karzinomrisiko bei Patienten mit chronischer Pankreatitis
  → Jährliche Ultraschalluntersuchung
  → Bei eingeschränkter Schallqualität: CT mit enger Schnittführung, evtl. Tumormarkerbestimmung (CA-19-9, CEA)

Direkter Pankreasfunktionstest
Sekretin-Pankreozymin-Test (→ Goldstandard)
Sensitivität 80–90%, Spezifität 90–95%

Indirekte Pankreasfunktionstests
- **Pankreas-Elastase im Stuhl** (→ wichtigster indirekter Pankreastest)
  - Sensitivität etwa 80%, Spezifität etwa 80%
  - **Durchführung:** ca. 1 g Stuhl, Einzelprobe
  - **Normal:** > 200 μg/g Stuhl
  - **Leichte bis mittelschwere Pankreasinsuffizienz:** 100–200 μg/g Stuhl
  - **Schwere Pankreasinsuffizienz:** < 100 μg/g Stuhl
- **Stuhluntersuchung**
  - Sensitivität sehr niedrig; Spezifität mäßig/gut
  - **Menge:** Mittelwertsberechnung aus 3 aufeinanderfolgenden 24-h-Stuhlportionen
  - **Fett:** 5 g Stuhl des gesammelten 24-h-Stuhls (bitte 24-h-Stuhlgewicht angeben)
  - **Fettabsorptionskoeffizient:** CFA % = (Fettaufnahme - Fettausscheidung)/Fettaufnahme
- **Chymotrypsin im Stuhl**
  - Sensitivität 50–80%, Spezifität 50–80%
  - **Vorbereitung:** Alkoholkarenz, Pankreasenzympräparate 5 Tage vorher absetzen
  - **Durchführung:** 3 x 5 g Stuhl (Stuhlproben möglichst von 3 verschiedenen Tagen)
  - **Normal:** > 3 U/g Stuhl
  - **Sicher pathologischer Bereich:** < 3 U/g Stuhl

4.5.6 Therapie der exokrinen Pankreasinsuffizienz
- **Therapieziel**
  - Beseitigung kausaler Faktoren (Alkohol- und Nikotinkarenz)
  - Wiederherstellung oder Erhalt eines normalen Ernährungszustands
  - Weitestgehende Reduktion der subjektiv als unangenehm empfundenen Symptome
  - Adäquate Schmerztherapie
- **Allgemeine Diät**
  - Kein Rauchen, kein Alkohol!
  - Ausgewogene Ernährung (80–100 g Fett/d), häufige Mahlzeiten (5–7/d)
- **Nahrungssubstitution (fettlösliche Vitamine):** fettlösliche Vitamine (A, D, E, K) je nach Bedarf ersetzen

- **Enzymsubstitution**
  - **Indikation:** pankreatogene Steatorrhoe, Gewichtsverlust, Diarrhoe, Meteorismus
  - Orientierung am Beschwerdebild
  - Auch bei Beschwerden ohne pathologische oder grenzwertige Ergebnisse der Pankreas-funktionstests (s. alternativer Diagnoseweg, Probetherapie)
  - **Enzympräparate:** Pankreatine (magensaftresistente Mikropellets, z.B. Kreon®)
  - **Dosis Hauptmahlzeiten:** mind. 25.000–40.000 Einheiten Lipase/Mahlzeit
  - **Zwischenmahlzeiten:** mind. 10.000–25.000 Einheiten Lipase/Mahlzeit
  - Dosierung richtet sich nach Fettgehalt der Nahrung/Schweregrad der Erkrankung
  - **Faustregel:** pro Gramm Nahrungsfett ca. 2.000 Einheiten Lipase, max. Tagesdosis 15.000–20.000 iE Lipase/kg Körpergewicht

4.5.7 Therapie-Algorithmus bei exokriner Pankreasinsuffizienz

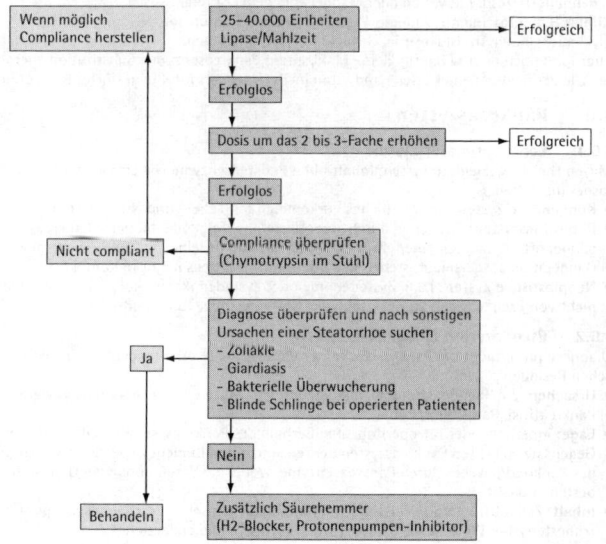

4.5.8 Postgastrektomie-Syndrom

Sammelbegriff für Symptomenkomplex, die nach Magenoperationen auftreten, z.B. Maldigestion, Dumpingsyndrom, Syndrom der abführenden und der zuführenden Schlinge sowie die Steatorrhoe nach Magenoperationen, i.w.S. auch für Stumpfgastritis und -karzinom, das „Syndrom des kleinen Magens" und das Rezidivulkus.

Pankreas-Beteiligung: Patienten entwickeln nach partieller oder kompletter Gastrektomie häufig eine exokrine Pankreasinsuffizienz.

Folgende Zusammenhänge werden diskutiert:

- eine Asynchronie zwischen der Enzymausschüttung und der in diesem Fall beschleunigten Nahrungspassage (postcibale Asynchronie)
- eine reduzierte Stimulation der Pankreassaftsekretion (z.B. wegen des fehlenden Magendehnungsreizes/Denervation oder Mangel endogener Stimuli)

Klinik: Hypoproteinämie, Anämie, Wasserretention, Steatorrhoe, Neigung zur Hypoglykämie, alimentäre Glukosurie, Gewichtsverlust, Inappetenz

Therapie: postoperativ häufig kleine Mahlzeiten; Pankreasenzyme; Substitutionstherapie zur Vermeidung eines Eisen- und Vitamin-B_{12}-Mangels infolge gestörter Resorption

4.6 Pankreaszysten

4.6.1 Echte (primäre) Zysten

Mit Epithel ausgekleidete Zysten; Inhalt ohne Pankreasenzyme wie Lipase und Amylase; insgesamt selten.

- **Kongenitale Zysten:** gelegentliches Vorkommen mit Leber- und Nierenzysten
- **Retentionszysten:** Entstehen durch stenosierte/nachfolgende dilatierte Pankreasgänge; oft im Rahmen einer chronischen Pankreatitis; kleine, multiple Zysten, mit Gangepithel ausgekleidet; stehen mit Ductus pancreaticus major in Kontakt
- **Neoplastische Zysten:** i.d.R. Zystadenome oder Zystadenokarzinome; sonographisch nicht von Pseudozysten zu unterscheiden; Zystenwände: Tumorepithelien

4.6.2 Pseudozysten (sekundäre Zysten)

Diagnose nur erlaubt bei Pankreatitis in der Vorgeschichte oder eindeutigen pankreatischen Residuen

- **Ursachen:** Z.n. Pankreastrauma, postentzündlich (akute oder chronisch rezidivierende Pankreatitis), Parasitenzysten
- **Lage:** innerhalb oder retroperitoneal außerhalb des Pankreas, selten mediastinal. Im Gegensatz zu echten Pankreaszysten Begrenzung durch Bindegewebe; Selbstverdauung des Pankreasgewebes durch Pankreasenzyme, wobei die Verbindung zum Gangsystem bestehen bleibt
- **Inhalt:** Zelldetritus, trübe Flüssigkeit, Eiter, hämorrhagisch, klar; Diagnosezeitpunkt: frühestens 4–6 Wochen nach Pankreatitis, vorher: „fluid collection"

4.6.3 Seltene zystische Pankreaserkrankungen

Erkrankung	Besonderheit	Vorkommen	Morphologie
Angeborene Zyste	„Echte" Zyste, gestörte Gangentwicklung	Kleinkinder; Rarität: Erw.	Solitär/multipel
Polyzystische Pankreaserkrankung	?	?	Multiple Zysten, keine sonstigen Befunde
Polyzystisches Pankreas assoziiert mit Hippel-Lindau-Syndrom	Autosomal-dominant, zerebellärer Tumor, retinales Angiom	In 30% d.F. bei Hippel-Lindau-Syndrom	Eventuell gesamtes Pankreas; Zysten in Leber, Niere, Nebenniere
Makrozyste bei Mukoviszidose	Selten	Im Endstadium	Solitär/multipel; atrophisches Pankreas
Pankreaszysten bei polyzystischen Nierenkrankheiten	Autosomal-dominant, auch bei rezessiven Formen	Bis zu 10% Kinder	Leber-/Nierenzysten vorherrschend, kleine Zysten
Dermoidzyste	Embryonale Entwicklungsstadien	Kinder	Haare, Zähne
Enterogene Zyste	Kongenitale Anomalie	Kinder	+ andere GI-Anomalie

4.6.4 Klinik, Diagnose, Therapie bei Pankreaszysten

- **Klinik**
  - Meist asymptomatisch; je nach Größe in den Rücken ausstrahlende Oberbauchschmerzen und Koliken; Völlegefühl, Nausea, Erbrechen; bei größeren Zysten palpabler, leicht prall-elastischer Oberbauchtumor, Abwehrspannung; Fieber, Gewichtsverlust; Cholestase, selten Magenausgangsstenose; gelegentlich Aszites, Pleuraerguss
- **Diagnose**
  - Sonographie (Methode der ersten Wahl zur Diagnosestellung: Pseudozysten: echoarme/-freie Zone mit echogenem Wandbereich)
  - CT/MRI (v.a. im Frühstadium bei akuten Flüssigkeitsansammlungen)
  - ERCP (entweder präoperativ zur Planung des operativen Vorgehens, zur zytologischen Diagnostik oder zur endoskopischen Zystendrainage)
  - Angiographie
  - Lavage bei Pankreasverletzungen (mit Bestimmung von Lipase und Amylase)
- **Therapie bei Zysten nach Pankreatitis**
  - **Kleine Zysten:** oft spontane Rückbildung (Abfließen in den Ductus pancreaticus), daher zunächst Wait and See und regelmäßige sonographische Kontrolle; bei Beschwerden: endosonographische Drainage und Stenteinlage; Entleerung der Zysten und Verklebung der Zystenwände i.d.R. nach 3 Monaten; chirurgische Intervention nur selten erforderlich; Komplikation: Ruptur, Blutungen, Abszess, Aszites, Ikterus bei Gallengangsobstruktion

- **Große Zysten:** Gefahr der Ruptur in den Bauchraum oder der Infektion; Drainage frischer posttraumatischer Zysten (3–4 Wochen) nach außen; Drainage älterer Zysten (mit derber Zystenwand) nach innen (mit Zystojejunostomie, mit Roux-Y-Anastomose oder mit Zystogastronomie)
- **Therapie bei Zysten im Pankreasschwanz:** ggf. Pankreasteilresektion

4.7   Zystische Pankreastumoren

Zystische Pankreasneoplasien sind selten. Über 90% sind intrapapilläre muzinöse **(IPMN)**, muzinös-zystische **(MCN)** oder serös-zystische Neoplasien **(SCN)**.

	Muzinös-zystisch	Serös-zystisch	Intrapapillär muzinös
Geschlecht	> 80% weiblich	> 80% weiblich	> 50% männlich
Lokalisation	Korpus, Kauda	Korpus, Kauda	Kopf
Klinik	Raumforderung	Raumforderung	Pankreatitis
Malignes Potenzial	+	-	+
Verbindung Gang-Zyste	-	-	+
Kalzifizierung	+	+	-
Septierung	+	+	-
Therapie	Resektion	Beobachtung	Resektion

4.8   Mukoviszidose, zystische Fibrose (CF)

- **Definition**
  - Autosomal-rezessiv vererbte Erkrankung der exokrinen Drüsen.
  - Lokalisation des Gendefekts auf Chromosom 7.
  - Im CFTR-Gen („cystic fibrosis transmembran regulator") sind über 600 Einzelmutationen bekannt.
  - Mit 1 auf ca. 2.000 bis 3.000 Geburten die häufigste angeborene und grundsätzlich letal verlaufende Stoffwechselerkrankung der weißen Rasse; pränatale Diagnostik sowie Heterozygotentestung in betroffenen Familien sind möglich.
  - Heterozygotenfrequenz: ca. 4% der Bevölkerung.
  - Je nach CTFR-Mutation existieren unterschiedlich ausgeprägte Verläufe.
- **Pathologie:** Der nach außen gerichtete Chlorid-Ionen-Strom an der apikalen Zellmembran der Epithelzelle ist gestört bis blockiert. Es kommt zu einem vermehrten Influx von Natrium-Ionen. Damit wird den oberflächlich gelegenen Sekreten auch Wasser entzogen: Es resultiert eine pathologische Zusammensetzung der Sekrete und eine deutliche Viskositätszunahme in exokrinen Drüsen in Pankreas, Dünndarm, Bronchialsystem, Gallenwegen, Gonaden, Schweißdrüsen.

4.8.1   Klinik der Mukoviszidose

Atemwege

- **Symptome**
  - Pansinusitis, Nasenpolypen, rezidivierende Bronchialinfekte (chronische bakterielle Infektion führt zu zunehmender Destruktion der Atemwege und des Lungenparenchyms); Bronchiektasen, obstruktives Emphysem, chronischer pertussiformer Husten, bronchiale Hyperreaktivität mit produktivem Husten und asthmatischen Beschwerden
  - Ruhetachypnoe, Dyspnoe
  - Ausbildung von Trommelschlegelfingern und Uhrglasnägeln
- **Komplikationen**
  - Frühzeitige Keimbesiedelung der Lunge: initial Staphylokokkus aureus/Haemophilus influencae, später Pseudomonas aeruginosa (persistierende Infektion)
  - Pulmonale Hypertonie
  - Respiratorische Globalinsuffizienz
  - Pneumothorax (bei ca. 20% der erwachsenen Patienten)
  - Rezidivierende Hämoptysen (v.a. bei älteren Patienten)
  - Allergische bronchiopulmonale Aspergillose (ABPA, bei ca. 10%)

Magen–Darm–Trakt

- **Symptome**
  - Mekoniumileus bei Geburt (10–15% d.F.)
  - Bei älteren Kindern und Jugendlichen distale intestinale Obstruktionssyndrome (DIOS) = Mekoniumileus-Äquivalente
  - Motilitätsstörungen, gastroösophagealer Reflux, Stauungsgastritis, peptische Ulzera

Pankreas

- **Symptome bei exokriner Pankreasinsuffizienz**
  - Malassimilationssyndrom
  - Steatorrhoe
  - Chronische Durchfälle, große Stuhlmengen, Blähungen, Bauchschmerzen, aufgetriebenes Abdomen
- **Symptome bei endokriner Pankreasinsuffizienz**
  - Funktion bei 50% der erwachsenen Patienten gestört
  - Manifester Insulinmangeldiabetes (sog. sekundärer Diabetes) in 10–15% d.F.

Leber und Gallenwege

- **Symptome**
  - Transiente Hepatomegalie mit Fettleber
  - Mikrogallenblase, Cholezysto- und Cholangiolithiasis
  - Periportale und biliäre Fibrose, später Zirrhose mit portaler Hypertension (10%)

Weitere

- CF-Arthritis; Nephrolithiasis; beim Kind: Gedeihstörung und mangelhafte Gewichtszunahme; Infertilität bei Männern (durch Obliteration des Vas deferens); verminderte Fertilität bei Frauen

4.8.2   Diagnostik der Mukoviszidose
(Leitlinien der Gesellschaft für Pädiatrische Pneumologie)

Nachweisdiagnostik

- **Neugeborenen-Screening** (noch kein Routinetest): quantitative Bestimmung von Trypsinogen im Blut
- **Schweißtest**
  - Erhöhte NaCl-Ausscheidung im Schweiß nach Stimulation mit Pilocarpin-Iontophorese: Chloridwerte > 60 mmol/l im Kindesalter beweisend (> 90 mmol/l bei Neugeborenen); sollte vor endgültiger Diagnose 3 x an verschiedenen Tagen durchgeführt werden
  - **Genotypanalysen** (Bestimmung des CFTR-Gens) bzw. **Potenzialdifferenzmessungen** (Nasenschleimhaut) bei nicht eindeutigen Schweißtestergebnissen: auf genetischer bzw. elektrophysiologischer Basis sind CF-Patienten mit normalem Schweißtest diagnostiziert worden (meist milde Erkrankungsformen)

Verlaufsbeurteilung, Therapiekontrolle

- Bestimmung des Längensollgewichts: initial und alle 12 Monate
- Bestimmung von Stuhlfett und Chymotrypsin: initial und bei notwendiger Enzymneueinstellung
- Röntgen-Thorax: initial und alle 12 Monate sowie bei akuten Problemen
- Lungenfunktionsprüfungen: Spirometrie und Fluss-Volumen-Kurve initial und alle 3 Monate, Bodyplethysmographie initial und alle 12 Monate in klinisch stabilem Zustand
- Bakteriologische Sputumdiagnostik: Diagnostik mit eingehender Resistenzbestimmung: initial und alle 3 Monate (Früherkennung einer evtl. Pseudomonas-Besiedelung)
- Laborkontrolle:
  - Fettlösliche Vitamine, Leberwerte, Elektrolyte, Blutgerinnung initial + alle 12 Monate bei stabilem Verlauf
  - Fettlösliche Vitamine, Leberwerte, Elektrolyte, Blutgerinnung initial + alle 12 Monate bei stabilem Verlauf
  - Blutbild, CRP und Gesamt-IgG als Entzündungsmarker initial und alle 3–6 Monate bzw. bei akuter Exazerbation
  - Blutzucker vom 8. Lebensjahr alle 6–12 Monate, bei älteren Kindern und Erwachsenen häufiger, orale Glukosebelastung alle 12 Monate, ebenso HbA_{1c}
- Blutgasanalyse: Messungen der Sauerstoffsättigung alle 12 Monate; bei älteren Patienten mit fortgeschrittener pulmonaler Erkrankung auch häufiger, ggf. auch nachts Pulsoximetrie zur rechtzeitigen Indikation für Sauerstoffheimtherapie
- Sonographie: Leber, Milz, Darm initial + alle 12 Monate oder bei akuten Komplikationen
- EKG/Echokardiographie: initial und alle 12 Monate

Im Rahmen von Komplikationen

- Allergiediagnostik: Pricktest bzw. IgE- und RAST-Bestimmungen bei Verdacht auf allergische Aspergillose oder allergisches Asthma
- HNO-Diagnostik bei schwerwiegenden Symptomen einer Polyposis nasi: Endoskopie, NNH-CT bzw. Coronar-CT

- Bronchoskopie: bei Mukoidimpaktation
- Ösophagogastroduodenoskopie: bei portaler Hypertension Verödung von Ösophagus-varizen
- Koloskopie: bei distalen Passagestörungen

4.8.3   Therapie der Mukoviszidose
(Leitlinien der Gesellschaft für Pädiatrische Pneumologie)

Kausal

Transfer gesunder CFTR-Gene (in klinischer Erprobung: Inhibition der bei Entzündungs-prozessen freigesetzten Proteasen durch inhalativ (AAT, SLPI) oder oral (DMP777) appli-zierte Antiproteasen (in klinischer Erprobung)

Symptomatisch

⇒ **Basistherapie der pulmonalen Erkrankung**

- Physiotherapie
  - Tägliche Therapie zu Hause unter Anleitung speziell ausgebildeter Physiotherapeuten
  - Abklopfdrainage (1.–3. Lj.) bzw. autogene Drainage (ab 3.–4. Lj.) morgens und abends
  - Sport (v.a. Laufsport- und Springsportarten) kann die tägliche Drainage ersetzen
- Inhalationstherapie
  - 0,9% NaCl 2 x tgl. täglich vor der Physiotherapie, bei Atemwegsobstruktion Zusatz von β_2-Sympatomimetika
  - Bei Zeichen einer Hyperirritabilität DNCG; Anticholinergika, inhalative Steroide
  - Bei sehr zähem Sekret: rhDNAse 1–2 x tgl. über Wochen oder Inhalation von hypertoner Kochsalzlösung 2–3 x tgl. (auf Hyperirritabilität achten)
- Sekretolytische Therapie: s. Inhalationstherapie; orale Einnahme von Mukolytika ist in ihrer Wirkung umstritten
- Antibiotische Therapie
  - **Bei Ausschluss von Pseudomonas aeruginosa:** orale antibiotische Therapie gegen Staphylokokkus aureus und Haemophilus influenza als Indikationstherapie bei akuter Exazerbation und Keimnachweis für 4–6 Wochen oder als Dauertherapie (z.B. über ein Jahr) bei wiederholter entzündlicher Exazerbation oder anhaltend pathologischem Lungenbefund
  - **Erstnachweis von Pseudomonas** (3 aufeinanderfolgende bakteriologische Nachweise; Frühtherapie, Ziel: Keimelimination): i.v.-Antibiotika (s.u.) für 14 Tage, dann 1 Jahr Inha-lation von Tobramycin oder Colistin; alternativ 6 Wochen oral Gyrasehemmer
  - **Chronische Besiedelung mit Pseudomonas** (Ziel: passagere Reduktion der Antigenlast): Kopenhagener Schema: alle 3–4 Monate für 14 Tage i.v. pseudomonaswirksame Thera-pie mit 2 getesteten Antibiotika, u.U. in Kombination mit Dauerinhalation von Tobra-mycin oder Colistin
- Präventionsmaßnahmen gegen frühzeitige Pseudomonasbesiedelung: Hygienemaß-nahmen in Krankenhäusern (stationär/ambulant sind pseudomonasbesiedelte von pseudomonasfreien Patienten zu trennen); Pseudomonasimpfung wird zzt. in Studien geprüft

⇒ **Spezielle Therapie bei pulmonalen Komplikationen**
- Pneumothorax: Pleuradrainage, ggf. Pleurodese
- Hämoptysen: je nach Schweregrad antibiotische Therapie, lokale Blutstillungsmaß-nahmen (bronchoskopisch) und/oder Embolisation
- Allergische broncho-pulmonale Aspergillose: Allergenkarenz, Prednison p.o., Itraconazol (Blutspiegelkontrollen)
- Zunehmende respiratorische Insuffizienz: O_2-Langzeittherapie bei chronischer Hypoxie
- Rechtsherzinsuffizienz: Flüssigkeitsrestriktion, K^+-sparendes Diuretikum; (Herz)-Lungen-Transplantation bei schwerer Funktionseinschränkung

⇒ **Basistherapie der gastrointestinalen Erkrankung**
- Enzymsubstitution: bei pankreasinsuffizienten Patienten (z.B. Kreon®: Richtdosis: ca. 2.000 iE Lipase/g Nahrungsfett, 20.000–75.000 iF für Hauptmahlzeit, 10.000–25.000 iE für Zwischenmahlzeit; max. Tagesdosis: 15.000–20.000 iE Lipase/kg KGW).
- Hochkalorische Ernährung: mind. 130% der altersentsprechenden Norm (Deutsche Gesell-schaft für Ernährung)
- Vitaminsubstitution: tgl. Substitution der fettlöslichen Vitamine (A, D, E), Dosierung nach Serumspiegel; Substitution mit Vitamin K abhängig vom Gerinnungsstatus

⇒ **Spezielle Therapie bei gastrointestinalen Komplikationen**
- Mekoniumileus: operative Therapie
- Persistierende Fettausscheidung: wenn hohe Enzymdosierung nicht ausreichend, Versuch mit zusätzlicher Gabe von H_2-Blockern bzw. Protonenpumpenblocker
- Diabetes: orale Antidiabetika; wenn ungenügend: Insulintherapie
- Cholestase: Ursodesoxycholsäure
- Distales intestinales Obstruktionssyndrom: Mukolytika p.o., bei ausgeprägter Obstruktion und fehlendem Ansprechen auf Therapie: frühzeitige Gabe hyperosmolarer Laxantien (z.B. per Magensonde) oder wässriger Kontrastmittel (auch als therapeutische Einläufe); ggf. Darmresektion
- Gastroösophagealer Reflux: Andicken der Nahrung, Hochlagerung (beim Säugling), Zisaprit
- Stauungsgastritis/Duodenalulzera: H_2-Blocker, Protonenpumpenblocker
- Malnutrition: intensive Ernährungstherapie, intermittierend nasogastrale Sonde als Dauerlösung: perkutane endoskopische Gastrostomie

⇒ **Sonstiges**
- Psychosoziale Betreuung: Schwerbehindertenausweis, Pflegegeld, Kuren; Intervention bei psychischen Problemen des Patienten bzw. seiner Familie
- Rehabilitation: Kuren in speziellen Einrichtungen zur Vermeidung von Krankheitsfolgen bzw. zur Verbesserung des körperlichen Zustands (z.B. durch intensivierte Physiotherapie)
  ⇒ Prognose: mittlere Lebenserwartung ca. 32 Jahre (m > w)

4.9   Seltene Syndrome

Shwachmann-Syndrom (Shwachman-Diamond-Syndrom): autosomal-rezessive Multi-organerkrankung mit exokriner Pankreasinsuffizienz (durch Pankreas-Agenesie oder Lipomatose), Knochenmarksdysfunktion (Neutropenie) und Skelettdeformitäten
Ätiologie: Defekt der Mikrotubuli, progrediente Degeneration und lipomatöse Umwandlung.
Klinik: niedriges Geburtsgewicht, muskuläre Hypotonie, Fütterungsschwierigkeiten, Gedeihstörungen, chronischer Durchfall, Neutropenie, psychomotorische Retardierung, exokrine Pankreasinsuffizienz, metaphysäre Dysostose, z.T. Klinodaktylie
Therapie: symptomatisch, Substitution der Pankreasenzyme, bei ausgeprägter Neutropenie G-CSF
Johanson-Blizzard-Syndrom: Aplasie oder Hypoplasie der Nasenflügel, mediane Kopfhautdefekte, Fehlen der permanenten (2.) Zähne, Wachstumsstörungen, Hypothyreoidismus, angeborene Taubheit, mentale Retardierung, Pankreasinsuffizienz, urogenitale Fehlbildungen (Doppelvagina, Doppeluterus), totaler Situs inversus, letale angeborene Herzdefekte (mit Dextrokardie)

4.10   Exokrines Pankreaskarzinom

- **Epidemiologie:** Inzidenz: 8–10/100.000 Einwohner/Jahr; dritthäufigster Tumor des GI-Trakts nach Colon- und Magenkarzinom; Inzidenz Platz 9, Krebssterblichkeit Platz 5 bei den soliden Tumoren; mittleres Erkrankungsalter: 65–75 Jahre; m > w; mittlere Überlebenszeit 24 Monate (reseziert), 6–7 Monate (inoperabel)
- **Ätiologie:** unbekannt; Risikofaktoren: Zigarettenrauchen, Alkoholkonsum, genetische Disposition (5%), Peutz-Jeghers-Syndrom, hereditäre Pankreatitis, langjährige chronische Pankreatitis, Diabetes mellitus Typ 2

4.10.1   Hereditäre Syndrome und Risiko für Pankreaskarzinom

Syndrom	Gen	Relatives Risiko für Pankreaskarzinom (%)
Peutz-Jeghers-Syndrom	STK 11	> 100 (1)
Hereditäre Pankreatitis	PRSS 1	85 (1)
Familiäres Pankreaskarzinom	?	40 (2)
FAMMM- und Pankreaskarzinom-/Melanom-Syndr.	CDKN2A	20 (1)
Familiäres Mamma- und Ovarial-Ca.	BRCA2	5 (1)

(1) Für Träger der entsprechenden Anlage bzw. Keimbahnmutation
(2) Für Verwandte 1. Grades einer an Pankreaskarzinom erkrankten Person

Definition des familiären Pankreaskarzinoms

≥ 2 Verwandte 1. Grades mit histologisch gesichertem Pankreaskarzinom oder
≥ 3 Verwandte 2. Grades mit histologisch gesichertem Pankreaskarzinom, davon
≥ 1 Person mit Erkrankung = 50 Jahre

4.10.2 Anatomische Regionen ICD-10-GM

Pankreaskopf	C25.0	Endokriner Drüsenteil	C25.4
Pankreaskörper	C25.1	Sonstige Teile	C25.7
Pankreasschwanz	C25.2	Überlappende Teile	C25.8
Ductus pancreaticus	C25.3	Pankreas n.n.b.	C25.9

4.10.3 Histologische Klassifikation

		Häufigkeit (%)
Duktales Karzinom	Adenokarzinom	75
	Riesenzellkarzinom	4
	Adenosquamöses Karzinom	4
	Mikroadenokarzinom	3
	Muzinöses Karzinom	3
	Zystadenokarzinom	1
Karzinom der azinären Zellen	Adenokarzinom der acinären Zelle	1
	Zystadenokarzinom der acinären Zelle	< 1
Gemischter Zelltyp	Acinäres duktales und Inselzellkarzinom	< 1
Unbestimmter Zelltyp	Papillär-zystischer Tumor	< 1
	Pankreatikoblastom	< 1
Unklassifizierter Zelltyp	Riesenzelltyp	8
	Kleinzelliger Typ	1
	Klarzelliger Typ	< 1

4.10.4 Differenzierungsgraduierung* des Pankreaskarzinoms

G1	Gut differenziert (< 5 Mitosen)
G2	Mäßig differenziert (6–10 Mitosen)
G3	Gering differenziert (> 10 Mitosen)**

* Die Differenzierungsgraduierung ist dreistufig und korreliert mit der Mitosezahl pro 10 HPF ("high power fields").
** Als "high-grade carcinoma" werden schlecht differenzierte Adenokarzinome (G3), undifferenzierte (großzellige) Karzinome sowie kleinzellige Karzinome klassifiziert (Deutsche Krebsgesellschaft 2002).

4.10.5 TNM-Klassifikation [UICC 1997]

T – Primärtumor	
TX	Primärtumor kann nicht beurteilt werden
T0	Kein Anhalt für Primärtumor
Tis	Carcinoma in situ
T1	Tumor auf das Pankreas beschränkt, ohne direkte Ausdehnung über das Pankreas hinaus, maximaler Durchmesser ≤ 2 cm
T2	Tumor auf das Pankreas beschränkt, ohne direkte Ausdehnung über das Pankreas hinaus, maximaler Durchmesser > 2 cm
T3	Tumorausdehnung über das Pankreas hinaus in Duodenum, Ductus choledochus oder peripankreatisches Bindegewebe*
T4	Tumor erstreckt sich direkt in Magen, Milz, Kolon oder benachbarte große Gefäße**

* Peripankreatisches Gewebe umfasst das umgebende Fettgewebe (retroperitoneales Weichgewebe oder retroperitonealer Raum), eingeschlossen Mesenterium (mesenteriales Fett), Mesokolon, großes und kleines Netz und Peritoneum. Direkte Invasion der Gallengänge und des Duodenums schließt Befall der Ampulla vateri ein.
** Benachbarte große Gefäße sind die Pfortader, der Truncus coeliacus und die Arteria mesenterica superior sowie die Arteria und Vena hepatica communis (nicht die Milzgefäße).

N – Regionäre Lymphknoten	
NX	Über den Befall der regionären Lymphknoten kann keine Aussage gemacht werden
N0*	Regionäre Lymphknoten nicht befallen
N1	Regionäre Lymphknoten befallen
N1a*	Metastase in einem einzelnen Lymphknoten
N1b	Metastase in multiplen regionären Lymphknoten

* Die Kategorie pN0 oder pN1a setzt voraus, dass das untersuchte Lymphadenektomiepräparat 10 Lymphknoten oder mehr enthält.

M – Fernmetastasen	
MX	über eine Fernmetastasierung kann keine Aussage gemacht werden
M0	keine Fernmetastasen
M1	Fernmetastasen nachweisbar

4.10.6 TNM-Stadiengruppierung [UICC 1997]

Stadium	T	N	M
0	Tis	N0	M0
I	T1–2	N0	M0
II	T3	N0	M0
III	T1–3	N1	M0
IVA	T4	Jedes N	M0
IVB	Jedes T	Jedes N	M0

4.10.7 Klinisch–radiologische Stadieneinteilung

Stadium	Klinisch–radiologische Kriterien
I	Resektabel (T1-2, selektierte Fälle T3, NX, M0)
II	Lokal fortgeschritten (T3, NX-1, M0)
III	Metastatisch (T1-3, NX-1, M1)

4.10.8 Klinik des Pankreaskarzinoms

- **Symptome wie bei chronischer Pankreatitis:** Appetitverlust; neu aufgetretene Oberbauch- und Rückenschmerzen; Übelkeit; Gewichtsverlust; Begleitpankreatitis (Lipase ↑)
- **Ikterus:** bei Pankreaskopfkarzinom in 25% d.F. Frühsymptom; intermittierender Ikterus beim Papillenkarzinom; in 90% d.F. im Spätstadium des Pankreaskarzinoms Courvoisier-Zeichen (schmerzlose, prall-elastische Gallenblase und Ikterus) als Folge eines tumorbedingten Verschlusses des Ductus choledochus
- Akute Pankreatitis: unklare Ätiologie
- Seltenere Symptome: Thrombosen, Thrombophlebitiden; pathologische Glukosetoleranz oder Diabetes mellitus

⇒ Bislang können zur Überwachung von Patienten, bei denen das Risiko für ein Pankreaskarzinom erhöht ist, keine diagnostischen Verfahren empfohlen werden.

4.10.9 Diagnose-Algorithmus bei Pankreaskarzinom

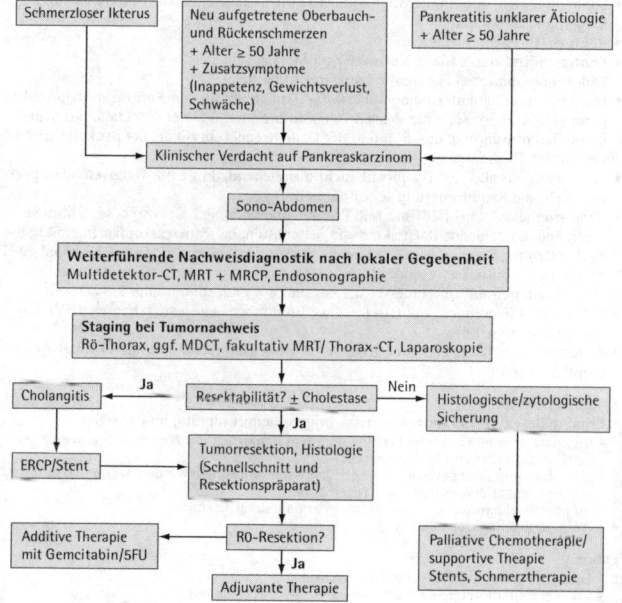

Schmerzloser Ikterus

Neu aufgetretene Oberbauch- und Rückenschmerzen
+ Alter ≥ 50 Jahre
+ Zusatzsymptome (Inappetenz, Gewichtsverlust, Schwäche)

Pankreatitis unklarer Ätiologie
+ Alter ≥ 50 Jahre

→ Klinischer Verdacht auf Pankreaskarzinom ←

Sono-Abdomen

Weiterführende Nachweisdiagnostik nach lokaler Gegebenheit
Multidetektor-CT, MRT + MRCP, Endosonographie

Staging bei Tumornachweis
Rö-Thorax, ggf. MDCT, fakultativ MRT/ Thorax-CT, Laparoskopie

Cholangitis ← Ja — Resektabilität? ± Cholestase — Nein → Histologische/zytologische Sicherung

ERCP/Stent

↓ Ja

Tumorresektion, Histologie (Schnellschnitt und Resektionspräparat)

Additive Therapie mit Gemcitabin/5FU ← R0-Resektion?

↓ Ja

Adjuvante Therapie

Palliative Chemotherapie/ supportive Theapie Stents, Schmerztherapie

4.10.10 Primärdiagnostik bei Pankreaskarzinom

Bildgebende Verfahren

- Sono-Abdomen: empfindlichste Diagnostik: Ultraschallsonde auf Hinterwand von Magen und Duodenum.
- Röntgen-Thorax in 2 Ebenen.
- Kontrastmittelsonographie: Nachweis von Metastasen.
- Endosonographie: bei Pankreatitis unklarer Ätiologie.
- Multidetektor-Computertomographie (MD-CT) mit biphasischem Kontrastmittelprotokoll: präoperative Beurteilung der lokalen Tumorausbreitung und der Resektabilität; hypodense Raumforderung, ggf. Stauung der Gallenwege, Leberfiliae, peripankreatische LK vergrößert, Pleuraergüsse, Aszites.
- ERCP: ERCP als alleinige Diagnostik nicht ausreichend, da sie nur Gangveränderungen und nicht die Raumforderung selbst darstellt.
- „One-stop-shop"-MRT (MRT mit MRCP + MR-Angiographie): Gangstenose, -abbruch, -verdrängung, fehlende Darstellung von Seitenästen; bei Pankreaskopfkarzinom Choledochusstenose, Stauung der Gallenwege); Endosonographie plus „One-stop-shop"-MRT erzielen die größte Trefferquote (90%); 10% d.F. sind erst intraoperativ eindeutig zu klären. Tumoren mit Durchmesser < 1 cm sind nur endosonographisch nachweisbar.
- PET mit FDG (Fluorodeoxyglukose): früher Tumornachweis, jedoch begrenzte Verfügbarkeit und hohe Kosten.
- Endoskopie des Ductus pancreaticus: Verdächtige Gangveränderungen können gezielt biopsiert werden.

Zytologie/Histologie

- Primäre Resektion der karzinomverdächtigen Raumforderung im Pankreas
  - Bürstenzytologien aus dem Gallen- und dem Pankreasgang können wegen niedriger Sensitivität nicht empfohlen werden.
  - Endosonographisch gesteuerte Biopsie kann nur empfohlen werden, wenn sich durch das Ergebnis das therapeutische Vorgehen ändert.
  - Bioptische Diagnosesicherung obligat vor palliativer Therapie!
- Zytologie des Pankreassekrets

Labor

  - Lipase, Amylase → erhöht bei Obstruktion
  - Cholestaseparameter → erhöht bei Pankreaskopfkarzinom
  - CEA, CA-19-9 → postoperative Verlaufskontrolle

Sonstiges

- Molekulargenetische Diagnostik: bei V.a. familiäres Pankreaskarzinom

4.10.11 Therapie des Pankreaskarzinoms

Kurative Therapie: Chirurgie (Resektion des Pankreaskarzinoms im Gesunden [R0])
- Magenresezierende partielle Duodenopankreatektomie nach Kausch-Whipple: bei Lokalisation des Tumors im Pankreaskopf
- Pyloruserhaltende partielle Duodenopankreatektomie (PPDPE): bei Lokalisation des Tumors im Pankreaskopf; bei vergleichbaren Ergebnissen geringere Morbidität als OP nach Kausch-Whipple, daher bevorzugt
- Pankreaslinksresektion und Splenektomie: bei Pankreaskorpus-/-schwanzkarzinom

Adjuvante Therapie: Chemotherapie (Möglichkeiten begrenzt wegen geringer Chemosensibilität der exokrinen Pankreaskarzinome)
- Gemcitabin-Monotherapie
  - Nach R0- und R1-Resektion, bei UICC-Stadien I-III und Performance-Status ECOG 0-2
  - Verlängerung des krankheitsfreien Überlebens, nicht des Gesamtüberlebens
  - Ansprechrate ca. 10%
  - Symptomverbesserung ca. 30% geringe subjektive NW
  - Gemcitabin: 1.000 mg/m^2, Inf. (30 min); Tag 1, 8, 15, Wdh. Tag 29
- Gemcitabin + 5-FU/Folinsäure
  - Gemcitabin: 1.000 mg/m^2, Inf. (30 min), Tag 1, 8, 15
  - 5-FU: 2.600 mg/m^2, Inf. (24 h), Tag 1, 8, 15, 22
  - Folinsäure: 500 mg/m^2, Inf. (2 h); Tag 1, 8, 15, 22
  - Wdh. Tag 29 über 6 Monate

Palliative Therapie
Chemotherapie
- Gemcitabin-Monotherapie
  - Standardtherapie bei metastasiertem und lokal fortgeschrittenem, inoperablem Pankreaskarzinom; 1-Jahres-Überlebensrate von 18-20%
  - Gemcitabin: 1.000 mg/m^2, Inf. (30 min), Tag 1, 8, 15, Wdh. Tag 29, Dauertherapie bis zum Progress
- Gemcitabin + Oxaliplatin/Cisplatin/Capecitabin: Kombinationstherapien von Gemcitabin und anderen Chemotherapien derzeit kein Standard in der Erstlinientherapie; evtl. Benefit für Patienten mit ECOG 0-1 oder Karnofsky = 90%
- Erlotinib + Gemcitabin: zugelassene Medikation; Gemcitabin-Standard, zusätzlich Erlotinib 150 mg p.o. tgl.
- Regionale Chemotherapie (Hyperthermie +/- Radio-/Radiochemotherapie): in spezialisierten Zentren

Palliative Radiotherapie
Kein Standard: bei symptomatischen Metastasen (v.a. Knochen- und Hirnfiliae)
Palliative Radiochemotherapie
Kein Standard; 5-FU + simultane RTx:
- 5-FU (650-1.000 mg/m^2), Inf. (24 h), Tag 1-5, 22-26
- + simultan 45 Gy (25 x 1,8 Gy) + Boost 5, 4-9 Gy

Endoskopie
- Endoskopische transpapilläre Stenteinlage zum Offenhalten des Ductus choledochus oder Anlage einer biliodigestiven Anastomose; alternativ PTC(D) oder Rendez-vous bei Ikterus
- Duodenalstent/Gastroenterostomie: bei Magenausgangsstenose

Schmerztherapie
- WHO-Stufenschema
- Invasive Therapieverfahren (subkutane, intravenöse, ggf. rückenmarksnahe Opioidgabe; Blockade des Ganglion coeliacum): Indikation, wenn mit WHO-Stufenschema keine ausreichende Schmerzkontrolle erreicht wird
- Synthetisches Tetrahydracannabiol: Triple-Wirkung gegen Appetitlosigkeit, zur Stimmungsaufhellung und leicht schmerzlindernd

Neue Ansätze in klinischen Studien
- (Neo-)Adjuvante Radiochemotherapie: bei lokal fortgeschrittenem Tumor zum downstaging
- Immuntherapie: z.B. mit Interferon
- Vaskuläres Targeting: EndoTAG-1

Ernährung
- Leichte Vollkost: energetisch ausreichende Nährstoffzufuhr aufgrund progredientem Gewichtsverlust
- Ergänzende oder totale enterale Ernährung: Minimierung des Gewichtsverlusts
- Vitamine, Spurenelemente, Mikronährstoffe: kein Beleg für den Nutzen einer Aufnahme in „pharmakologischer" Dosierung
- Substitution von Pankreasenzymen zu den Mahlzeiten, ggf. Versorgung mit Insulin: Therapie einer exokrinen und endokrinen Pankreasinsuffizienz nach Pankreatektomie
- Appetitanregende Medikamente (z.B. Ibuprofen, Megesterolacetat, Steroide, Thalidomid): klinischer Stellenwert bei Patienten mit metastasiertem Pankreaskarzinom kann nicht abschließend beurteilt werden

Sonstiges
Behandlung von Fatigue, Juckreiz, Diarrhoe, Obstipation usw.: Therapie zur Erhaltung oder Verbesserung der Lebensqualität bei Patienten mit metastasiertem Pankreaskarzinom

4.10.12 Stadienabhängige Prognose des Pankreaskarzinoms

Stadium UICC		Mediane Überlebenszeit (Monate)	2-JÜR* (%)
I	Lokal begrenzt	12–18	20–35
II/III	Lokal fortgeschritten	4–6	10
IV	Metastasiert	3	0
*JÜR = Jahres-Überlebensrate			

4.11   Neuroendokrine Tumoren (NET) des Pankreas

4.11.1   Insulinom

Definition
- Häufigster endokriner Pankreastumor, meist benigne (90%), solitär (90%); oft < 2 cm
- In ca. 10% d.F. multiple Adenome (in 4% im Rahmen einer multiplen endokrinen Neoplasie Typ I [MEN1])
- In 50% d.F. nur Produktion von Insulin, sonst auch andere gastrointestinale Hormone

Klinik
- Rezidivierende **Spontanhypoglykämien** < 45 mg/dl (< 2,5 mmol/l) nach Nahrungskarenz, evtl. deutliche Gewichtszunahme durch anabolen Effekt des Insulins
- **Autonome Symptome:** Tachykardien, Palpitationen, Angst, Hitzegefühl, Schwitzen, Zittern, Heißhunger, Übelkeit
- **Neurologische Symptome:** Kopfschmerzen, Verwirrtheit, Sehstörungen, Schwindel, Verhaltensänderungen (Konzentrationsstörungen, Aggressivität), Persönlichkeitsstörungen, Depressionen, Psychosen, Parästhesien, Aphasie, Hemiplegie, Störungen der Bewegungskoordination, Krämpfe, Koma, Tod
- Sofortige **Besserung nach Glukosezufuhr** p.o. oder i.v.

Diagnose
- **Hungerversuch:** Provokation einer Hypoglykämie mit engmaschigen BZ-Kontrollen und Bestimmung von C-Peptid und Insulin (stationär über max. 72 h); Abbruch bei symptomatischer Hypoglykämie; für Insulinom typisch: mangelnde physiologische Insulinsuppression bei Abfallen des BZ im Hungerversuch; Abfall des Insulin-Glukose-Quotienten (µU/ml)/(mg/dl) bei Gesunden, Anstieg auf > 0,3 bei Insulinompatient
- Proinsulin ↑; Chromogranin A (in 70–90% d.F. bei metast. NET erhöht, korreliert mit Tumorlast); pankreatisches Polypeptid (in 40–55% d.F. erhöht); α-HCG, β-HCG (in ca. 30% d.F. erhöht); neuronspezifische Enolase (NSE, in ca. 30% d.F. erhöht)
- **Lokalisationsdiagnostik:** bei Tumoren < 1 cm ø unsicher (30% d.F.); Endosonographie, Angiographie, „One-stop-shop"-MRT; MRCP, Spiral-CT, Somatostatin-Rezeptor-Szintigraphie, evtl. perkutane transhepatische Pfortaderkatheterisierung (PTP) mit selektiver Insulinbestimmung; optional: PET mit 11C-5 HTP oder 11C-L-Dopa oder 18-F-FDG, PET/CT

Therapie
- **Symptomatisch:** Diätverhalten: häufige kleine Mahlzeiten mit langresorbierbaren Kohlenhydraten
- **Medikamentös:** Somatostatin/-analoga (z.B. Octreotid), Diazoxid
- **Operative Resektion:** Präoperativ und bei Inoperabilität medikamentöse Hemmung der Insulinsekretion durch Diazoxid (z.B. Proglicem®), Octreoid (z.B. Sandostatin®); diese Präparate wirken nur bei Insulinomen mit typischen Sekretgranula, nicht bei agranulären Tumoren (50% d.F.); Operation auch zum Tumordebulking (Reduktion der Tumormasse) oder Umgehungsoperationen bei Obstruktionen

- **Bei Lebermetastasen:** lokale Methoden der Metastasenzerstörung (Chemoembilisation, Ethanolinjektion); Chemotherapie (Streptozocin + 5-Fluorouracil); Radionuklidtherapie bei Somatostatin-Rezeptor-exprimierenden NET

Prognose: sehr ungünstig, mittlere Überlebensdauer < 3 Jahre

4.11.2 Gastrinom (Zollinger-Ellison-Syndrom)

Definition
- In 60–70% d.F. maligner Tumor im Pankreas (80%), Duodenum, Antrum, Lig. hepatoduodenale; bei Diagnosestellung in 50% d.F. bereits metastasiert
- Multiple Ulzerationen des oberen Gastrointestinaltrakts bei exzessiver Säuresekretion des Magens
- Produktion von Gastrin und anderen gastrointestinalen Hormonen
- In 75% d.F. sporadisches Auftreten, in 25% d.F. im Rahmen von MEN1
- Manifestationsalter: 20–50 Jahre

Klinik
- Rezidivierende, oft atypisch lokalisierte, therapieresistente Ulzera in Magen, Duodenum und/oder Jejunum, Oberbauchschmerzen, Übelkeit, Erbrechen, Ikterus
- Diarrhoe (50% d.F.), gelegentlich Steatorrhoe

Diagnose
- **Gastrin basal** (nüchtern) ↑ (Werte > 1.000 ng/l nahezu beweisend)
- **Basalsäure-Wert** (Magensaftanalyse ohne Nahrungszufuhr: Menge an Magensäure, pH-Wert < 2) Protonenpumpenhemmer mind. 8 Tage, H_2-Blocker 12 h vorher absetzen!
- **Sekretintest:** Anstieg des Gastrinspiegels um > 100% nach Sekretin-Provokation (im Gegensatz zu Hypergastrinämien anderer Genese)
- **Lokalisationsdiagnostik:** Endoskopie, Endosonographie, CT, MRT, Angiographie, ÖGD zur Histologiegewinnung

Therapie
- **Operative Resektion:** kurative Resektion nur bei Fehlen von Metastasen möglich (30% d.F.)
- **Medikamentös:** Protonenpumpenhemmer zur medikamentösen Säureblockade; Gastrektomie bei therapierefraktären Ulzera Somatostatin/-analoga (Octreotid)

Prognose: 5-Jahres-Überlebensrate: 42%; bei vollständig reseziertem Gastrinom 10-Jahres-Überlebensrate: 90–100%

4.11.3 VIPom (Verner-Morrison-Syndrom, WDHA-Syndrom)

Definition:
Maligne Pankreasneoplasie mit exzessiver Produktion von VIP (= vasoaktives intestinales Polypeptid) und anderen pankreatischen Polypeptiden, (**WDHA** = **W**atery **D**iarrhea, **H**ypokaliemia, **A**chlorhydria [Hypochlorhidria])

Klinik
Wässrige Diarrhoe (bis zu 8 l/d), Hypokaliämie, Hypo- oder Achlorhydrie, Hyperkalzämie, Hypophosphatämie (Aktivierung der intestinalen und pankreatischen Adenylcyclase durch VIP, dadurch vermehrte Pankreas-/Dünndarmsekretion); Diabetes mellitus, Gewichtsverlust, Schwäche, Dehydrierung, abdominelle Krämpfe, Muskelkrämpfe, Verwirrung

Diagnose
• Bestimmung von VIP und anderen pankreatischen Pepitdhormonen; Bestimmung von Chromogranin-A; CT, MRT, Endosonographie

Therapie
• **Operative Resektion:** kurative Resektion selten möglich
• **Medikamentös:** Hemmung der VIP-Sekretion durch Somatostatin-Analoga (z.B. Octreotid); Chemotherapie (5-Fluorouracil)

4.11.4 Glukagonom

Definition
Maligner Inselzelltumor der A-Zellen mit überschüssiger Glukagonproduktion

Klinik
Venöse oder arterielle Thromboembolien, Erythema necrolyticum migrans mit sekundärer blasenbildender Dermatitis (v.a. an Gesicht/Akren), Diabetes mellitus, Übelkeit, Erbrechen, Diarrhoe, neurologische (Bewusstseinsverlust) oder psychiatrische Symptome (Depression)
Diagnose: Glukagon i.S. ↑; Endosonographie

Therapie
• **Operative Resektion:** kurative Resektion selten möglich
• **Medikamentös:** Somatostatin-Analoga (z.B. Octreotid)
Prognose: 5-Jahres-Überlebensrate: 50%

4.12 Multiple endokrine Neoplasien (MEN)

Überbegriff für spezifische hereditäre Erkrankungen, die zu einer Neoplasie endokriner Drüsen prädisponieren und mit Überfunktionssyndromen einhergehen (MEN1, MEN2A, MEN2B); **Prävalenz:** 1 : 50.000. **Vererbung:** autosomal-dominant

Gemeinsame Merkmale der verschiedenen Formen
• Tumoren treten verglichen mit Nichtbetroffenen in einem jüngeren Lebensalter auf.
• Es sind mehrere Organe (gleichzeitig oder sequentiell) betroffen.
• Tumoren: häufig multifokal, zeigen ein aggressives Wachstumsmuster, rezidivieren häufig.

MEN-1-Gendiagnostik sinnvoll:
1. Bei MEN-1-typischem Tumor und zusätzlich
Alter > 40 Jahre **oder** multifokalem Tumor **oder** zwei **oder** mehr Organmanifestationen **oder** positiver Familienanamnese **oder** wiederholtem Tumorauftreten
2. Bei allen Verwandten 1. Grades von MEN-1-Patienten

4.12.1 MEN-1-Screening

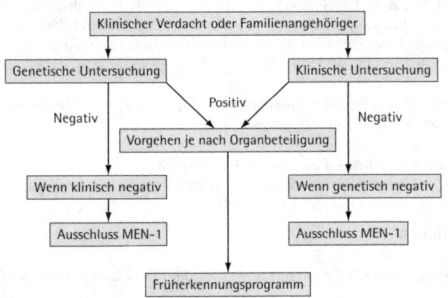

4.12.2 MEN-1-Syndrom (Wermer-Syndrom)
Markergen auf Chromosom 11 (11q13)

Neoplasie der Nebenschilddrüsen (89% d.F.)
Vermehrte Produktion von Parathormon
Klinik: primärer Hyperparathyreoidismus (kalziumhaltige Nierensteine, Knochenveränderungen, gastrointestinale und muskuläre Beschwerden, Hyperkalziämie)
Therapie: (subtotale) Parathyreoidektomie

Neoplasie der Inselzellen des Pankreas (54% d.F.)
1. Vermehrte Produktion von Gastrin
Klinik: Zollinger-Ellison-Syndrom: übermäßige Säuresekretion des Magens und multiple Ulzerationen im oberen Gastrointestinaltrakt, Diarrhoe, gelegentlich Steatorrhoe
Therapie: Tumorresektion; Protonenpumpenblocker
2. Vermehrte Produktion von Insulin
Klinik: Insulinom (Adenom der Langerhans-Inseln), rezidivierende Hypoglykämien
Therapie: Tumorresektion; Somatostatin-Analoga: Octreotidacetat (z.B. Sandostatin®), Pegvisomant (z.B. Somavert®); Diazoxid zur Therapie von Hypoglykämien
3. Vermehrte Produktion von vasoaktivem intestinalem Peptid
Klinik: VIPom (Verner-Morrison-Syndrom): wässrige Durchfälle, Hypokaliämie, Hypo-/Achlorhydrie; Diabetes mellitus, Gewichtsverlust, Dehydrierung, abdominelle Krämpfe, Verwirrtheitszustände
4. Vermehrte Produktion von Glukagon
Klinik: Erythema necrolyticum migrans in Gesicht und Akren, Diabetes mellitus

Neoplasie der Hypophyse (45% d.F.)
1. Vermehrte Produktion von Prolaktin
Klinik: Prolaktinom (Galaktorrhoe, Dysmenorrhoe, Potenzstörungen)
Therapie: Dopaminantagonisten: Bromocriptin (z.B. Pravidel®), Cabergolin
(z.B. Dostinex®), Quinagolid (z.B. Norprolac®); Resektion/Radiotherapie von Adenomen
oder bei therapierefraktärer Erkrankung
2. Vermehrte Produktion von STH
Klinik: Akromegalie, Wachstumsstörungen
Therapie: Somatostatin-Analoga: Octreotidacetat (z.B. Sandostatin®), Pegvisomant (z.B.
Somavert®); Resektion/Radiotherapie von Adenomen oder bei therapierefraktärer
Erkrankung
Selten vermehrte Produktion von FSH, LH, MSH, TSH, ACTH

4.12.3 Vor-/Nachsorge bei MEN-1-Patienten

- **1 x pro Jahr**
  - **Basisdiagnostik:** MEN-1-bezogene Anamnese; körperliche Untersuchung und
  - **Labordiagnostik:** Ca^{2+}, PO_4, PTH, Gastrin, Prolaktin, IGF-1
- **Alle 3–5 Jahre:** bildgebende Diagnostik: Sono-Abdomen, CT/MRT, Hypophysen-MRT
- Bei Bedarf weitere Diagnostik nach individuellen Symptomen

4.12.4 MEN-2a-Syndrom (Sipple-Syndrom, 70% der MEN-2-Fälle)

Mutation auf dem RET-Protoonkogen im Exon 11 Codon 918 durch den Austausch der
Aminosäure Met-Thr (Chromosom 10 [10p11.2])

Neoplasie: medulläres Schilddrüsenkarzinom
Vermehrte Produktion von Calcitonin
Klinik: Hyperplasie der C-Zellen, Diarrhoe, Steatorrhoe, Gewichtsverlust
Therapie: Thyreoidektomie

Neoplasie: Phäochromozytom
Vermehrte Produktion von Noradrenalin, Adrenalin, Metanephrin
Klinik: paroxysmale oder persistierende Hypertonie, Kopfschmerzen, Schwindel,
Tachykardie, Palpitationen, Hyperglykämie, Leukozytose, Gewichtsverlust
Therapie: β-Blocker; totale Resektion der Nebenniere beim unilateralen Phäochromo-
zytom; im Rahmen eines MEN-Syndroms bilaterale Entfernung des Nebennierenmarks; bei
Metastasenbildung systemische Radiojodtherapie mit Metajodobenzylguanidin (MIBG)

Neoplasie der Nebenschilddrüsen
Vermehrte Produktion von Parathormon
Klinik: primärer Hyperparathyreoidismus (kalziumhaltige Nierensteine, Knochen-
veränderungen, gastrointestinale und muskuläre Beschwerden, Hyperkalziämie)
Therapie: (subtotale) Parathyreoidektomie

4.12.5 MEN-2b-Syndrom (Gorlin-Syndrom, 10% der MEN-2-Fälle)

Wie MEN-2a, zusätzlich Ganglioneuromatose (Zunge, Intestinum u.a.), marfanoider Habitus (leptosomaler, schlanker Körperbau, lange Extremitäten, Arachnodaktylie, Überstreckbarkeit der Gelenke u.a.), jedoch ist bei MEN-2b der primäre Hyperparathyreoidismus nicht üblich

Sonderformen des MEN-2a-Syndroms: FMTC (familiäres medulläres Schilddrüsenkarzinom [20% der MEN-2-Fälle]); **MEN2a** mit kutaner Lichenamyloidose; **MEN2a** mit M. Hirschsprung

4.13 Diabetes mellitus

Diabetes-Screening beim Gesunden (mod. nach ADA, 2000; Kerner, 1998, EK IV)

Nüchternblutglukosebestimmung bei allen Personen ≥ 45 Jahre
Bei Normalbefund → Wiederholung nach 3 Jahren
Nüchternblutglukosebestimmung bei allen Personen < 45 Jahre bei:
BMI = 27 kg/m²; Verwandtem 1. Grades mit Diabetes; Geburt eines Kindes mit > 4.000 g oder Gestationsdiabetes; arterieller Hypertonie mit RR ≥ 140/90 mmHg; Vorhandensein von makrovask. Erkrankungen; HDL-Cholesterin ≤ 35 mg/dl u./o. Triglyzeride ≥ 250 mg/dl; gestörter Glukosetoleranz oder abnormer Nüchternblutglukose in der Anamnese; Albuminurie

Oraler Glukose-Toleranz-Test
(nach WHO-Kriterien, aus evidenzbasierten Leitlinien der DDG 10/2004)
* Durchführung am Morgen (nach 10–16 h Nahrungskarenz) nach einer mindestens 3-tägigen Ernährung mit mehr als 150 g Kohlenhydraten/d. Patient in sitzender oder liegender Position. Rauchen ist vor und während des Tests nicht erlaubt.
* Zum Zeitpunkt 0 trinkt der Patient 75 g Glukose in 250 bis 300 ml Wasser innerhalb von 5 Minuten, Kinder erhalten 1,75 g/kg KG (bis max. 75 g). Blutnahmen zu den Zeitpunkten 0 und 120 min (60-min-Wert nicht obligatorisch). Sachgerechte Aufbewahrung bis zur Messung.
Empfehlungen zur Diabetes-Diagnose
(mod. nach ADA, 2000, 2004, EK IV; Alberti et al., 1998b, EK IV; EDPG, 1999; EK IV)
S. Algorithmus → S. 117 "Klassische Symptome oder Glukosurie oder mahlzeitenunabhängige Gelegenheitshyperglykämie".

4.13.1 Diagnostik beim Diabetes mellitus

Prädiabetes: Bezeichnung der Vorstadien des Diabetes, die gestörte Nüchternglukose und die gestörte Glukosetoleranz
Definition der Prädiabetes (oGTT mit 75 g Glukose): gestörte Nüchternglukose im Plasma ≥ 100 mg/dl und < 126 mg/dl und/oder gestörte Glukosetoleranz 2 h postprandial < 200 mg/dl und ≥ 140 mg/dl

4.13.2 Risiko-Fragebogen Diabetes

(nach FINish Diabetes RIsc SCore (FINDRISC), mod. nach: Diabetologie 2008; 3 Suppl2: S. 203–205)

Beantworten Sie die Fragen und zählen Sie dann Ihre Punkte zusammen.

1. Wie alt sind Sie?

Unter 35 Jahre	0 Punkte
35 bis 44 Jahre	1 Punkt
45 bis 54 Jahre	2 Punkte
55 bis 64 Jahre	3 Punkte
Älter als 64 Jahre	4 Punkte

2. Wurde bei Mitgliedern Ihrer Blutsverwandtschaft Diabetes diagnostiziert?

Nein	0 Punkte
Ja, bei leibl. Eltern, Schwester, Bruder, Kind	5 Punkte
Ja, bei leibl. Großeltern, Cousine, Cousin, Onkel, Tante	3 Punkte

3. Welchen Taillenumfang messen Sie auf Höhe Ihres Nabels?

Frau	Mann	
Unter 80 cm	Unter 94 cm	0 Punkte
80–88 cm	94–102 cm	3 Punkte
Über 88 cm	Über 102 cm	4 Punkte

4. Haben Sie täglich mindestens 30 min körperliche Bewegung?

Ja	0 Punkte
Nein	2 Punkte

5. Wie oft essen Sie Gemüse, Obst oder dunkles Brot?

Jeden Tag	0 Punkte
Nicht jeden Tag	1 Punkt

6. Wurden Ihnen schon einmal Medikamente gegen Bluthochdruck verordnet?

Nein	0 Punkte
Ja	2 Punkte

7. Hatten Sie bei ärztlichen Untersuchungen schon einmal zu hohe Blutzuckerwerte?

Nein	0 Punkte
Ja	5 Punkte

8. Wie ist bei Ihnen das Verhältnis von Größe zu Gewicht (Body-Mass-Index/BMI)?

Unter 25 kg/m^2	0 Punkte
25–30 kg/m^2	1 Punkt
Höher als 30 kg/m^2	3 Punkte

Auswertung: So hoch ist Ihr Risiko, innerhalb der nächsten 10 Jahre an Diabetes Typ 2 zu erkranken

Unter 7 Punkte	Niedrig	1%
7–11 Punkte	Leicht erhöht	4%
12–14 Punkte	Mittel	18%
15–20 Punkte	Hoch	33%
Über 20 Punkte	Sehr hoch	51%

4.13.3 Diabetes mellitus Typ 1

Pathogenese (Evidenzbasierte Leitlinie der Deutschen Diabetes-Gesellschaft, DDG 05/2007):
- Progrediente Zerstörung der insulinproduzierenden B-Zellen in den Langerhans-Inseln des Pankreas
- Typ A → immunologisch vermittelt; Typ B → idiopathisch
- Führt üblicherweise zum **absoluten Insulinmangel**
- HLA-Assoziation vorhanden → diabetesassoziierte Antikörper in ca. 90–95% d.F.

Inzidenz und Klinik
(Mod. nach Tillil et al., Zeitschrift für ärztl. Fortbildung. 92 [1998] 456–465)
- Etwa 10% sind Typ-1-Diabetiker; Erstmanifestation meist in jungen Lebensjahren
- Manifestationsalter: meist Kinder, Jugendliche/junge Erwachsene, meist normalgewichtig
- Akuter bis subakuter Beginn
- Häufige Symptome: Polyurie, Polydipsie, Gewichtsverlust, Müdigkeit
- Ausgeprägte Ketoseneigung
- Familiäre Häufung gering, 30–50% Konkordanz bei eineiigen Zwillingen

Therapie
⇒ **Therapieziele Insulintherapie**
(Adapt. nach evidenzbasierter Leitlinie der Deutschen Diabetes-Gesellschaft, DDG 05/2007)
- Keine Einschränkung der Lebensqualität
- Prävention mikro- und makroangiopathischer und neuropathischer Komplikationen durch normale Blutglukoseeinstellung:
    - 50 % der Blutglukosewerte im Zielbereich **80–140 mg/dl** (4,5–7,8 mmol/l)
    - HbA$_{1c}$-Werte so **niedrig**, wie ohne Auftreten schwerer Hypoglykämien möglich
    - Bei HbA$_{1c}$ > 7–7,5% → therapeutische Konsequenzen erforderlich
- Prävention schwerer Hypoglykämien (d.h. Fremdhilfe erforderlich)
- Management von begleitenden Risikofaktoren
⇒ **Therapieformen**
(Evidenzbasierte Leitlinie der Deutschen Diabetes-Gesellschaft, DDG 05/2007)

1. **Konventionelle Insulintherapie**
2. **Intensivierte Insulintherapieformen**
   - Intensivierte Insulintherapie mit starrer Insulindosierung
   - Intensivierte Insulintherapie mit mahlzeitenbezogener Insulindosierung
     (= Basis-Bolus-Therapie)
   - Insulinpumpentherapie/kontinuierliche subkutane Insulin-Infusion (CSII) mit Basal-Insulinsubstitution; prandialer Insulinsubstitution

S. Grafik auf Umschlagseite 3 "Wirkdauer der verschiedenen Insuline und Analoga im Vergleich zur physiologischen Insulinfreisetzung".

4.13.4   Diabetes mellitus Typ 2
Pathogenese
(Evidenzbasierte Leitlinie der Deutschen Diabetes-Gesellschaft, DDG 10/2004)
→ Etwa 90% der diagnostizierten Fälle sind Typ-2-Diabetiker.

Insulinsekretionsdefekt: Ausfall des hohen postprandialen Insulinpeaks → hepatische Glukoneogenese nicht abgeschaltet; Hyperinsulinämie bei vermindertem Ansprechen der Zielgewebe auf Insulin **(Insulinresistenz)** → **relativer Insulinmangel**, später auch absoluter Insulinmangel; HLA-Assoziation nicht vorhanden, keine diabetesassoziierten AK

Klinik (mod. nach Tillil et al., Zeitschrift für ärztl. Fortbildung. 92 [1998] 456–465)
- Manifestationsalter: meist mittleres und höheres Erwachsenenalter, meist übergewichtig
- Meist schleichender Beginn; häufig keine Beschwerden
- Fehlende oder nur geringe Ketoseneigung, ausgeprägte Insulinresistenz
- Familiäre Häufung typisch, über 50%ige Konkordanz bei eineiigen Zwillingen

Therapieziele (Praxisleitlinien, Diabetes mellitus Typ 2, DDG 2002, aktualisiert 05/2007)
Allgemein
- Erhalt bzw. Wiederherstellung der Lebensqualität
- Symptomfreiheit
- Vermeidung von Akutkomplikationen (Koma, Infektionen, Hypoglykämien etc.)
→ Vermeidung von Folgekrankheiten und Reduktion von Risikofaktoren

Pathologische Veränderungen → Makroangiopathie
Insulinresistenz → Chronische Hyperglykämien und Hypertriglyzeridämie • Erhöhung der Atherogenität und epitheliale Dysfunktion • Atherosklerose mit Plaquebildung und Stenosen

Pathologische Veränderungen → Mikroangiopathie
Als diabetische Mikroangiopathie wird das weitgehend diabetesspezifische sog. **renale-retinale Syndrom** bezeichnet. Im Prinzip wird aber kein Kapillargebiet des Patienten ausgespart. Gemessen an den Folgen dominieren die Kapillarschäden im Augenhintergrund und in den Nierenglomerula. Die diabetische Mikroangiopathie wird auch bei der Neuropathie als ätiopathogenetischer Faktor diskutiert.

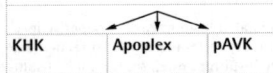

KHK	Apoplex	pAVK

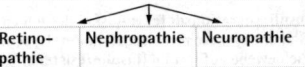

Retino-pathie	Nephropathie	Neuropathie

Individuelle Therapieziele

• HbA$_{1c}$ = 6,5%
• Blutglukosewert: nüchtern und präprandial 80–120 mg/dl (4,4–6,7 mmol/l)
• Gesamt-Cholesterin: < **180 mg/dl** (< 4,6 mmol/l)
• LDL-Cholesterin: < **100 mg/dl** (< 2,6 mmol/l)
• HDL-Cholesterin: > **45 mg/dl** (> 1,2 mmol/l)
• Triglyzeride: < **150 mg/dl** (< 1,7 mmol/l)
• Albuminurie: < 20 mg/l und Progressionshemmung bei bestehender Nephropathie
• Blutdruck: < 130/< 85 mmg Hg; bei Albuminurie: < 120/< 80 mmHg (wenn tolerierbar)
• Nikotinverzicht
• Bei Übergewicht: Gewichtsreduktion anstreben
• Korrektur eines evtl. vorliegenden prothrombotischen Zustands

4.13.5 Therapie-Algorithmus (adapt. nach evidenzbasierter Leitlinie, DDG)

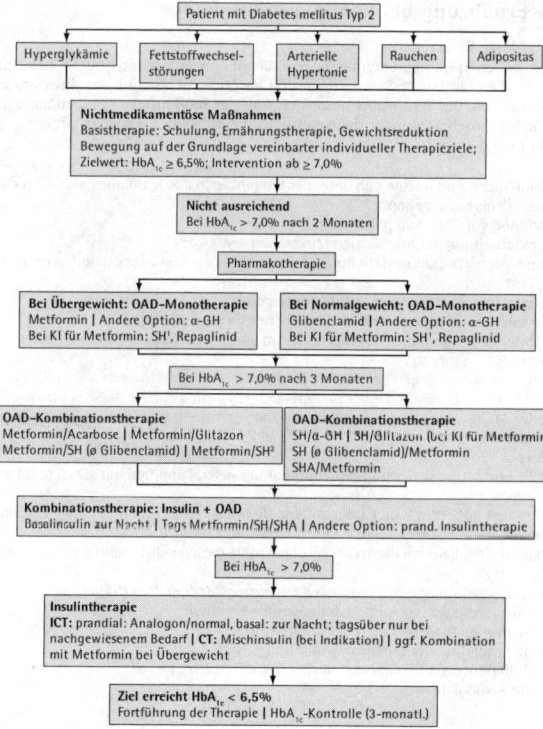

Patient mit Diabetes mellitus Typ 2

- Hyperglykämie
- Fettstoffwechsel-störungen
- Arterielle Hypertonie
- Rauchen
- Adipositas

Nichtmedikamentöse Maßnahmen
Basistherapie: Schulung, Ernährungstherapie, Gewichtsreduktion
Bewegung auf der Grundlage vereinbarter individueller Therapieziele;
Zielwert: HbA$_{1c}$ ≥ 6,5%; Intervention ab ≥ 7,0%

Nicht ausreichend
Bei HbA$_{1c}$ > 7,0% nach 2 Monaten

Pharmakotherapie

Bei Übergewicht: OAD-Monotherapie
Metformin | Andere Option: α-GH
Bei KI für Metformin: SH[1], Repaglinid

Bei Normalgewicht: OAD-Monotherapie
Glibenclamid | Andere Option: α-GH
Bei KI für Metformin: SH[1], Repaglinid

Bei HbA$_{1c}$ > 7,0% nach 3 Monaten

OAD-Kombinationstherapie
Metformin/Acarbose | Metformin/Glitazon
Metformin/SH (ø Glibenclamid) | Metformin/SH[2]

OAD-Kombinationstherapie
SH/α-GH | SH/Glitazon (bei KI für Metformin)
SH (ø Glibenclamid)/Metformin
SHA/Metformin

Kombinationstherapie: Insulin + OAD
Basalinsulin zur Nacht | Tags Metformin/SH/SHA | Andere Option: prand. Insulintherapie

Bei HbA$_{1c}$ > 7,0%

Insulintherapie
ICT: prandial: Analogon/normal, basal: zur Nacht; tagsüber nur bei
nachgewiesenem Bedarf | CT: Mischinsulin (bei Indikation) | ggf. Kombination
mit Metformin bei Übergewicht

Ziel erreicht HbA$_{1c}$ < 6,5%
Fortführung der Therapie | HbA$_{1c}$-Kontrolle (3-monatl.)

5.   Therapie

5.1   Ernährung bei Pankreaserkrankungen

5.1.1   Akute Pankreatitis

Hinweis: Zwischen totalparenteraler oder totalenteraler Ernährung besteht kein Unterschied zwischen Mortalität, Schmerzquantität im Zeitraum bis zur Normalisierung des Amylase-spiegels, des Serumalbuminspiegels sowie in der Häufigkeit nosokomialer Infektionen, jedoch signifikant mehr Hyperglykämien bei totalparenteraler Ernährung.

Enterale Ernährung

Vorteile

- Kontinuierliche Applikation von enteraler Ernährung in das Jejunum stimuliert nicht die exokrine Pankreassekretion
- Vermeidung von ZVK-Komplikationen
- Aufrechterhaltung der intestinalen Mukosabarriere
- Verminderung der Zahl bakterieller Translokationen aus dem Darm, damit geringere Zahl von Infektionen
- Geringere Zahl an chirurgischen Interventionen
- Verkürzter Krankenhausaufenthalt (durchschnittlich um 2,9 Tage)
- Kein Unterschied bezüglich der Mortalität im Vergleich zwischen enteraler und parenteraler Ernährung
- Im Fall einer notwendigen künstlichen Ernährung bei einer schweren akuten Pankreatitis ist eine enterale Ernährung einer parenteralen Ernährungsform eindeutig überlegen

Nachteile: Anlage der nasojejunalen Sonde kann schwierig sein: Anlage gastroskopisch, dünne Volumina (Verstopfung)

Prozedere

- Enterale Ernährung sicher und durchführbar bei vielen Patienten mit schwerer akuter Pankreatitis
- Bei Verdacht auf eine akute Pankreatitis sollte primär eine enterale jejunale Ernährung begonnen werden
- Bei akuten komplizierten Pankreatitisformen sollte die jejunale Ernährung nach Abklingen der Akutphase erfolgen
- (Endoskopische) Anlage einer jejunalen Ernährungssonde sollte erfolgen
- Langsamer, stufenweiser Aufbau der enteralen Ernährung
- Kombination mit parenteraler Ernährung sinnvoll
- Tägliche Evaluation der Ernährungssituation
- Versuch der enteralen Ernährung ab dem Tag der Aufnahme
- Absolute Alkoholkarenz

Parenterale Ernährung

Vorteile: Total parenterale Ernährung zur Entlastung und Ruhigstellung des Pankreas ist bei schwerer Pankreatitis nicht erforderlich, wenn stattdessen eine jejunale Sondenernährung durchgeführt wird.

Nachteile: Signifikant mehr Hyperglykämien als bei enteraler Ernährung; Gefahr der Kathetersepsis (bei Patienten mit akuter Pankreatitis erhöht)

Prozedere

- Ausschließliche Verwendung nur bei komplizierten Verläufen und Ileussymptomatik unter regelmäßigen Kontrollen für Glukose, Triglyzeride und Serum-pH.
- Der Energiebedarf liegt zwischen 25 und 35 kcal/kg KG/d.
- Bei akuter Pankreatitis Standardlösung inklusive Fett. Zur Deckung des Energiebedarfs können Triglyzeride verabreicht werden und es sollte regelmäßig Monitoring erfolgen.
- Wichtigste Energiequelle: Kohlenhydrate; Gabe von Glukose (max. 3–6 g/kg KG/d) wirkt der intrinsischen Glukoneogenese aus Proteindegradation entgegen. Glukose anstelle von Fetten als Energielieferant reduziert das Risiko einer Hyperlipidämie.
- Ausgeglichene Stickstoffbilanz mit Aminosäuren (1,2–1,5 g/kg KG/d)
- Bei schweren Pankreatitiden: zusätzliche Anreicherung durch Glutamin; dadurch deutliche Verbesserung des klinischen Verlaufs.
- Lipidemulsionen i.v. unter Monitoring des Triglyzeridspiegels (< 400 mg/dl). Aussagen zu besonders vorteilhaften Fettsäuremischungen können bisher bei der Pankreatitis nicht sicher getroffen werden.

Stufenplan der Ernährung

- **Stufe 1:** keine orale Nahrungs- und Flüssigkeitsaufnahme; enterale Wasser- und Elektrolytzufuhr, Ernährung mit hoher Energiezufuhr über Jejunalsonde und/oder parenterale Ernährung/Flüssigkeitssubstitution
- **Stufe 2:** orale Flüssigkeitsaufnahme bestehend aus kleinen Mengen ungesüßtem Tee und parenteraler Ernährung
- **Stufe 3:** gesüßter Tee (Haushaltszucker, Traubenzucker, Maltodextrin) und jejunale Sonden- und/oder parenterale Ernährung
- **Stufe 4:** orale Verabreichung von überwiegend kohlenhydrathaltigen Lebensmitteln (Hafer- und Reisschleimsuppen, Stärkemehlsuppen und -breie aus Wasser und verdünnten Obstsäften, Nudeln in Gemüsebrühe, Geleespeisen, geschlagene Banane, Zwieback, Honig, Biskuitkekse) und parenterale Teilernährung
- **Stufe 5:** Kohlenhydrat-Eiweiß-Kost: weitgehend fettfrei, z.B. Magerquark, gekochtes Geflügelfleisch, gedünsteter Fisch, Eierstich, Nudeln, Kartoffelpüree, Weißbrot, gedünstete Tomaten, Spinat, Möhren, Spargelspitzen, Obstsuppen und -grützen, Pudding und Breie mit Magermilch zubereitet

- **Stufe 6:** Kohlenhydrat-Eiweiß-Kost mit steigender Fettzufuhr; die Erhöhung der täglichen Menge an Nahrungsfett und auch an Eiweiß erfolgt abhängig vom klinischen Bild und dem Verhalten der Amylase- und Lipase-Aktivität; danach langsamer Übergang zu leichter Vollkost; Verteilung der Nahrungsmenge auf viele kleine Mahlzeiten (6–8/d)

5.1.2 Chronische Pankreatitis/Pankreasinsuffizienz

- **Kohlenhydratreiche, leicht verdauliche, ballaststoffarme, fettarme Vollkost** (Gesamtfett ca. 50–75 g/d).
- Keine Fettrestriktion, wenn exokrine Pankreasinsuffizienz durch Enzymgabe kompensiert ist (hypokalorische Ernährung).
- Alkoholkarenz ist obligat.
- Kleine häufigere Mahlzeiten.
- **Pankreasenzyme zu den Mahlzeiten:** Pellets sollten nicht größer als 2–3 mm sein; größere Partikel werden verzögert aus dem Magen entleert. Normales Pankreas produziert pro Mahlzeit ca. 400.000 IE Lipase; eine Insuffizienz tritt erst bei Abnahme der Sekretion um über 90% ein. Damit ist bei vollständiger Pankreasinsuffizienz eine hochdosierte Enzymsubstitution erforderlich, um Symptome der Mangelverdauung zu beheben (pro Gramm Fett ca. 1.000–2.000 i.E. Lipase). Wenn eine beschleunigte Dünndarmpassage vorliegt, kann eine Verdauungsinsuffizienz früher eintreten, da die Zeit zum Nahrungsaufschluss und zur -resorption zu kurz wird.
- 10–15% der Patienten benötigen orale Supplemente (Vitamin A, D, E, K, Mg, Zn, Thiamin, Folsäure)
- Pankreatogener Diabetes mellitus wird mit Insulin behandelt.

5.1.3 Ernährung bei spezifischen Erkrankungen

- Akute und chronische Diarrhoe (→ S. 17; → S. 19)
- Akutes Abdomen (→ S. 11)
- Diabetes mellitus (→ S. 94)
- Gewichtsverlust (→ S. 27)
- Malassimilation (→ S. 8)
- Mukoviszidose (→ S. 76)

5.2 Medikamente

5.2.1 Schmerz, Entzündung

Opioid-Agonisten

Wm: Stimulation zentraler Opioid-Rezeptoren
Wi: analgetisch, sedativ, atemdepressiv, antitussiv, emetisch u. antiemetisch; vgl. auch UW
UW: Atemdepression, Sedierung, HF↓, hypotensive Kreislaufstrg., Pruritus, Bronchospasmus, Schwitzen, Spasmen der Gallen- und Pankreaswege, Obstipation, Krampfanfälle, Miosis, Toleranzentwicklung, Blasenentleerungsstrg.
KI: Anw.-Beschr. bei Kindern < 1 J., Opioidabhängigkeit, Pankreatitis, Atemstrg.; Cave in SS/SZ
Ink (Pethidin): Barbiturate, Chlorpromazin, Phenytoin, Tranylcypromin, Selegilin

Pethidin Rp. (Btm)	HZW 3,2–8 h, PPB 38–45%, PRC C, Lact?
Dolantin Supp. 100 mg; Gtt. (21 Gtt. = 50 mg); Amp. 50 mg/1 ml, 100 mg/2 ml **Dolcontral** *Supp. 100 mg* **Pethidin-hameln** *Amp. 50 mg/1 ml, 100 mg/2 ml*	**Starke Schmerzen:** 1–5 x 100 mg rect., 25–150 mg p.o./s.c./i.m., 50 mg i.v. Wh. nach Bedarf, max. 500 mg/d p.o./rect./i.v.; **Ki.** 0,6–1,2 mg/kg/Einzeldosis p.o.; **DANI** Dosisintervall verlängern

Sonstige Opioid-Analgetika

UW (Tramadol): Schwindel, Unruhe, Verstopfung, Kopfschmerzen, Übelkeit, Erbrechen
KI (Tramadol): Überempfindlichkeit; Intoxikation v.a. bei gleichzeitigem Alkoholkonsum

Tramadol Rp.	HZW 6 (5–10) h, Q0 0,6, PPB 20%, PRC C, Lact-
Amadol Kps. 50, 50 (ret.), 100 (ret.), 150 (ret.), 200 (ret.) mg; Gtt. (20 Gtt. = 50 mg) **Tial** *Tbl. 100 (ret.), 150 (ret.), 200 (ret.) mg* **Tramadolor** *Kps. 50 mg; Tbl. 50 (ret.), 100 (ret.), 150 (ret.), 200 (ret.), 300 (ret.) mg; Brausetbl. 50, 100 mg; Gtt. (20 Gtt. = 50 mg); Supp. 100 mg; Amp. 50 mg/1 ml, 100 mg/2 ml* **Tramadol ratioph.** *Tbl. 50 mg; Kps. 50, 50 (ret.), 100 (ret.), 150 (ret.), 200 (ret.) mg; Brausetbl. 50 mg; Gtt. (20 Gtt. = 50 mg); Supp. 100 mg; Amp. 50 mg/1 ml, 100 mg/2 ml* **Tramal** *Kps. 50 mg, Tbl. (ret.) 50, 100, 150, 200 mg; Supp. 100 mg; Gtt. (20 Gtt. = 50 mg); Amp. 50 mg/1 ml, 100 mg/2 ml* **Travex** *Tbl. 50 mg; Tbl. (ret.) 150, 200, 300, 400 mg*	**Mäßige, starke Schmerzen:** bis 4 x 50–100 mg p.o./i.v./i.m./s.c., 1–2 x 50–200 mg ret. p.o., max. 400 mg/d; **Ki. 1–13 J.:** 1 2 mg/kg/Einzeldosis **DANI** bei kurzfristiger Gabe keine Dosisanpassung erforderlich, bei schwerer NI Dauerth. nicht empfohlen

5.2.2 Magen-Darm-Trakt

Protonenpumpenblocker

Wm/Wi: Blockade der H+/K+-ATPase ⇒ stärkste Suppression der Säurebildung
UW: Schwindel, Kopfschmerzen, Durchfall, Obstipation, Blähungen, Exanthem, Leberenzyme↑
Ki: Cave in SS/SZ
Ink: Itroconazol; **Ink** (Omeprazol): Sulfonylharnstoffe

Esomeprazol Rp.	HWZ 1,5 h, Q0 > 0,9, PPB 97%, PRC B, Lact?
Nexium Mups *Tbl. 20, 40 mg*	**Refluxösophagitis, Erw. u. Ki. ab 12 J:** ini 1 × 40 mg p.o. f. 4–8 Wo, dann 1 × 20 mg; 1 × 20–40 mg i.v.; **H.P.-Eradikation:** 2 × 20 mg p.o. + Antibiotika; **Pro. gastroduod. Ulzera b. NSAR-Th.:** 1 × 20 mg; **Zollinger-Ellison-Syndr.:** 2 × 40 mg p.o., ggf. bis 2 × 80 mg; **DANI** nicht erforderl.; **DALI** bei schwerer LI max. 20 mg/d
Lansoprazol Rp.	HWZ 0,9–1,5 h, Q0 1,0 (0,7), PPB 97%, PRC B, Lact?
Agopton *Kps. 15, 30 mg* **Lanso-Q** *Kps. 15, 30 mg* **Lansoprazol Hexal** *Kps. 15, 30 mg* **Lansoprazol Sandoz** *Kps. 15, 30 mg* **Lansox** *Kps. 15, 30 mg*	**Gastroduodenale Ulzera, Refluxösophagitis:** 1 × 30 mg p.o.; Rezidiv-Pro. 1 × 15 mg; **H.P.-Eradikation:** 2 × 30 mg + Antibiotika; **Pro. gastroduod. Ulzera b. NSAR-Th.:** 1 × 15 mg; **Zollinger-Ellison-Syndrom:** ini 1 × 60 mg, je nach Wi bis 180 mg/d; **DANI** max. 30 mg/d; **DALI** leicht bis mäßige LI: 30 bzw. 15 mg/d, schwere LI: Anw. nicht empfohlen
Omeprazol Rp.	HWZ 0,5–1 h, Q0 1,0, PPB > 90%, PRC C, Lact?
Antra *Tbl. 10, 20 mg; Inf.-Lsg. 40 mg*	**Gastroduod. Ulzera:** 1 × 20–40 mg p.o., 1 × 10–20 mg i.v. **Refluxösophagitis:** 1 × 20–40 mg p.o., Ki. > 2 J.: < 20 kg: 1 × 10 mg, > 20 kg: 1 × 20 mg; **H.P.-Eradikation:** 2 × 20 mg; **Pro. gastroduod. Ulzera b. NSAR-Th.:** 1 × 20 mg; **Zollinger-Ellison-Syndrom:** ini 1 × 60 mg p.o., je nach Wi steigern bis 2 × 40–60 mg, max. 200 mg/d i.v.; **DANI** nicht erforderl., **DALI** max. 20 mg/d

Pantoprazol Rp.	HWZ 1 h, Q0 0,7, PPB 98%, PRC B, Lact?
Pantorc Tbl. 20 mg **Pantozol** Tbl. 20, 40 mg; Inj.-Lsg. 40 mg **Rifun** Tbl. 20, 40 mg	**Gastroduod. Ulzera, Refluxösophagitis:** 1 x 40 mg p.o., 1 x 40 mg i.v.; **LZ-Th. und Rezidiv-Pro. Refluxösophagitis,** **Pro. gastroduod. Ulzera b. NSAR-Th.:** 1 x 20 mg; **Zollinger-Ellison-Syndrom:** 1 x 80 mg p.o./i.v., ggf. zeitweil. 2 x 80 mg; **H.P.-Eradikation:** 2 x 40 mg p.o. + Antibiotika; **DANI** max. 40 mg/d
Rabeprazol Rp.	HWZ 1 h, Q0 0,7, PPB 98%, PRC B, Lact?
Pariet Tbl. 10, 20 mg	**Gastroduod. Ulzera, Refluxösophagitis:** 1 x 20 mg p.o., **Rezidiv-Pro:** 1 x 10 mg; **H.P.-Eradikation:** 2 x 20 mg p.o. + Antibiotika; **Zollinger-Ellison-Syndrom:** 1 x 60 mg, ggf. bis 2 x 60 mg; **DANI, DALI** nicht erforderl.

Anionenaustauscher

Wm/Wi: Bindung v. Gallensäuren im Darm $\Rightarrow$ Unterbrechung des enterohepatischen Kreislaufs der Gallensäuren $\Rightarrow$ Gallensäurenproduktion aus Cholesterin $\uparrow$ $\Rightarrow$ Cholesterin i.S. $\downarrow$; LDL-Rezeptoraktivität $\uparrow$ $\Rightarrow$ LDL-Aufnahme der Leber $\uparrow$ $\Rightarrow$ Cholesterin i.S. $\downarrow$
UW: Obstipation, Völlegefühl, Nausea, Diarrhoe, Resorptionsstrg. (Med., lipophil. Vit.)
KI: Gallengangsverschluss

Cholestyramin Rp.

Cholestyramin Hexal Btl. 4 g **Cholestyramin-ratioph.** Btl. 4 g **Lipocol** Kautbl. 2 g **Quantalan** Btl. 4 g **Questran** Rtl. 4 g **Vasovan** Btl. 4 g; Granulat (2 Messl. enth. 4 g)	**Hypercholesterinämie, Pruritus b. Ikterus:** 3 x 4–8 g p.o.; **chologene Diarrhoe:** 3 x 4 g p.o.; Ki ky x Erwachsenendosis/70

Antidiarrhoika

Wm/Wi (Loperamid): Stimulation peripherer Opiatrezeptoren $\Rightarrow$ Hemmung der Peristaltik
Wm/Wi (Kaolin/Pektin) = Quellstoff $\Rightarrow$ Hemmung der Peristaltik
Wm/Wi (Carbo medicinalis): Adsorption von Bakterientoxinen
Wm/Wi (Racecadotril): Hemmung d. Enkephalinase $\Rightarrow$ Enkephalinabbau $\downarrow$ $\Rightarrow$ antisekretorisch
UW (Loperamid): Kopfschmerz, Müdigkeit, Schwindel, Mundtrockenheit, Nausea
UW (Racecadotril): Erbrechen, Fieber, K^+ $\downarrow$, Ileus, Bronchospasmus
KI (Loperamid): Ileus, Kinder < 2 J., SS/SZ
KI (Racecadotril): Säugl. < 3 Mo., eingeschränkte Nieren-/Leberfunkt., Fruct.-Intol., Gluc-Galac.-Malabsorp., Saccharase-Isomaltase-Mangel

Loperamid OTC/Rp.	HWZ 7-15 h, Q0 1,0, PRC B, Lact+
Imodium *Lingualtbl. 2 mg; Kps. 2 mg; Lsg. (1 ml = 0,2 mg)* **Lopalind** *Tbl. 2 mg* **Lopedium** *Tbl. 2 mg; Brausetbl. 2 mg; Kps. 2 mg; Gtt. (30 Gtt. = 2 mg)* **Loperamid-ratioph.** *Tbl. 2 mg; Lsg. (10 ml = 2 mg)*	**Akute Diarrhoe:** ini 4 mg p.o., nach jedem Durchfall 2 mg, max. 16 mg/d; **Ki. 2-8 J.:** 0,04 mg/kg/d p.o.; **> 8 J.:** ini 2 mg p.o., max. 8 mg/d; **chron. Diarrhoe:** 4 mg/d p.o.; **DANI** nicht erforderl.; **DALI** vorsichtige Anw.
Carbo medicinalis OTC	
Kohle Hevert *Tbl. 250 mg* **Kohle Pulvis** *Pulver 10, 50 g* **Ultracarbon** *Granulat 50 g*	**Diarrhoe:** 3-4 x 500-1.000 mg p.o.; **Ki.** 3-4 x 250-500 mg p.o.; **Vergiftungen:** 50 g in 400 ml H_2O suspendieren $\Rightarrow$ p.o./MS
Racecadotril Rp.	HWZ 3 h, PPB 90%
Tiorfan *Granulat 10, 30 mg*	**Akute Diarrhoe, Ki. > 3 Mo:** 3 x 1,5 mg/kg p.o. (5-7 d)
Saccharomyces boulardii OTC	
Hamadin N *Kps. 250 mg* **Perenterol** *Kps. 50, 250 mg; Btl. 250 mg* **Perocur** *Kps. 250 mg* **Santax S** *Tbl. 250 mg*	**Akute Diarrhoe, Reisediarrhoe-Pro.:** 3 x 100-200 mg p.o., 1-2 x 250 mg p.o.; **Ki. > 2 J.:** s. Erw.
Smektit OTC	
Colina *Btl. 3 g*	**Diarrhoe, funkt. Magen-Darm-Strg.:** 3-4 x 3-6 g p.o.; **Ki. bis 6 Mo:** 1-2 x 1,5 g p.o.; **6 Mo-5 J.:** 3 x 1,5 g, > 5 J.: 2-3 x 3 g
Verdauungsenzyme	
Pankreatin OTC	
Cotazym *Kps. 10.000, 20.000, 30.000, 40.000 E** **Kreon** *Kps. 10.000, 25.000, 40.000 E*; Btl. 20.800 E*; Kreon für Kinder (1 Messl. = 5.000 E*)* **Ozym** *Kps. 10.000, 20.000, 40.000 E** **Pangrol** *Kps. 10.000, 25.000, 40.000 E*; Tbl. 20.000 E**	**Bei exokriner Pankreasinsuffizienz:** mind. 25.000-40.000 E zu den Hauptmahlzeiten, mind. 10.000-25.000 E zu den Nebenmahlzeiten; Faustregel: pro g Nahrungsfett ca. 2.000 E Lipase; **Ki.** 5.000 E zu jeder Mahlzeit; Dosierung richtet sich nach Fettgehalt der Nahrung und Schwere der Erkrankung
Pankreatin Mikro-ratioph. *Kps. 20.000 E** **Panzytrat** *Kps. 10.000, 20.000, 40.000 E*; Pellets (1 Messl. = 20.000 E*)*	s.o.
* = Gehalt an Triacylglycerollipase	

Regulatorische Peptide

Wm/Wi (Lanreotid): Octapeptidanalogon des natürlichen Somatostatins, Hemmung der Wachstumshormonsekretion durch Bindung an Somatostatinrezeptoren, v.a. SSTR 2 und 5;

Wm/Wi (Octreotid/Somatostatin): Hemmung der Freisetzung von Wachstumshormon, Gastrin, Insulin und Glukagon, Vasokonstriktion im Splanchnikusbereich;

UW (Lanreotid): Diarrhoe, Bauchschmerzen, Nausea, Erbrechen, Dyspepsie, Flatulenz, Cholelithiasis, Kopfschmerzen, Müdigkeit, Sinusbradykardie, Hypo- und Hyperglykämie;

UW (Octreotid): Übelkeit, Erbrechen, Diarrhoe, Bauchschmerzen, Hepatitis;

UW (Somatostatin): ini Blutzucker↓, Brechreiz, Hitzegefühl;

KI (Lanreotid): bek. Überempf., Anw. In SS/SZ nicht empf.;

KI (Octreotid): Cave in SS/SZ;

KI (Somatostatin): peri- und postnatal, SS/SZ

Lanreotid Rp.	HWZ 23–33 d (s.c.)
Somatuline Autogel *Fertigspr. 60, 90, 120 mg*	**Akromegalie:** ini 60 mg s.c., Wh. alle 4 W., nach 3 Mo Dosisanpassung je nach Wi bzw. GH- u. IGF-1-Spiegel; **DANI** nicht erforderl.

Octreotid Rp.	HWZ 1,5 h, Q0 0,8, PPB 65%, PRC B, Lact?
Sandostatin *Inj.-Lsg. 0,05 mg/1 ml, 0,1 mg/1 ml, 0,5 mg/1 ml, 1 mg/5 ml; Pen 1.500 µg/3 ml* **Sandostatin LAR Monatsdepot** *Inj.-Lsg. 10 (ret.) mg/2 ml, 20 (ret.) mg/2 ml, 30 (ret.) mg/2 ml*	**Hormonaktive Tum. des GI-Trakts:** ini 1–2 x 0,05 mg s.c., dann steigern bis 3 x 0,1–0,2 mg., max. 3 x 0,5 mg; 10–30 mg (ret.) alle 4 Wo i.m.; Erh.-Dosis 0,3 mg/d, max. 1,5 mg/d; **Pro. postop. pankreat. Komplikationen:** 3 x 0,1 mg s.c. für 7 d

Somatostatin Rp.	HZW 1,1 3 min
Somatostatin Curamed *Inj.-Lsg. 3 mg* **Somatostatin Ferring** *Inj.-Lsg. 3 mg* **Somatostatin Hexal** *Inj.-Lsg. 3 mg*	**Schwere gastrointestinale Blutung, stark sezernierende postoperative Pankreasfisteln:** ini 3,6 µg/kg über 1 min i.v., dann 3,5 µg/kg/h i.v.

5.2.3   Stoffwechsel – Endokrinologie

Antihypoglykämika

Wm/Wi (Diazoxid): reversible Hemmung der Insulinausschüttung an Pankreasbetazellen
Wm/Wi (Glukagon): cAMP-vermittelte Glykogenolyse in der Leber ⇒ Glukoneogenese ↑
⇒ Blutglukose ↑
UW (Diazoxid): Übelkeit, Erbrechen, Ödeme, Kaliumverlust, Tachykardie, Hypotonie,
Hautausschlag, Hypertrichose, BB-Veränderungen, IgG ↓
UW (Glukagon): Übelkeit, Erbrechen, Bauchschmerzen, Hypotonie, Tachykardie,
sekundäre Hypoglykämie
KI (Diazoxid): bek. Überempf., Cave in SS
KI (Glucagon): bek. Überempf.; Phäochromozytom; vorsichtige Anw. bei Glukagonom, Insulinom
Ink (Diazoxid): Phenytoin

Diazoxid Rp.	HWZ 24–36 h, Q0 0,8, PPB 90%, PRC C, Lact?
Proglicem *Kps. 25, 100 mg*	**Hypoglykämie versch. Genese:** ini 5 mg/kg p.o., in 2–3 Einzeldosen, ggf. steigern; Ki: u.U. 15–20 mg/kg; **DANI** „Dosisreduktion"

Glukagon Rp.	HWZ 8–18 min, PRC B, Lact?
GlucaGen *Inj.-Lsg. 1 mg/1 ml*	**Hypoglykämie:** 0,5–1 mg s.c., i.m., i.v.; **Relaxation Magen-Darm-Trakt:** 0,2–0,5 mg i.v., 1 mg i.m.

Glukose 40% OTC	
Glucose 40 Miniplasco *Amp. 4 g/10 ml* **Glucosteril 40%** *Amp. 4 g/10 ml, 8 g/20 ml*	**Hypoglykämie:** 20–100 ml i.v.

5.2.4   Infektionen

Parenterale Cephalosporine Gruppe 3a (Cefotaxim-Gruppe)

Cefotaxim Rp.	HWZ 1 h, Q0 0,35, PPB 25–40%, PRC B, Lact+
Cefotaxim Fresenius *Inf.-Lsg. 0,5, 1, 2 g* **Cefotaxim Hexal** *Inf.-Lsg. 0,5, 1, 2 g* **Cefotaxim-ratioph.** *Inf.-Lsg. 0,5, 1, 2 g* **Claforan** *Inf.-Lsg. 0,5, 1, 2 g*	Atemwegs-, Harnwegs-, Haut-, Weichteil-, Knochen-, abd. Inf., Sepsis, Endokarditis, Meningitis: 2 x 1–2 g i.v., schwere Inf.: 3–4 x 2–3 g; Ki bis 12 J.: 50–100 mg/kg/d i.v. i. 2 Einzeldos.; **DANI** GFR < 10: 50%, < 5: 2 x 1g

Ceftriaxon Rp.	HWZ 8 h, Q0 0,5, PPB 85–95%, PRC B, Lact+
Cefotrix *Inf. Lsg. 0,5, 1, 2 g* **Ceftriaxon Curamed** *Inf. Lsg. 0,5, 1 g* **Ceftriaxon Hexal** *Inf. Lsg. 0,5, 1, 2 g* **Ceftriaxon ratioph.** *Inf. Lsg. 0,5, 1, 2 g* **Rocephin** *Inf. Lsg. 0,5, 1, 2 g*	Atemwegs-, Harnwegs-, Haut-, Weichteil-, Knochen-, abd. Inf., Meningitis, Borreliose II–III: 1 x 1–2 g i.v., schwere Inf.: 1 x 4 g; Ki bis 12 J.: 1 x 20–80 mg/kg, Meningitis 100 mg/kg i.v.; **DANI** GFR: < 10: max. 2 g/d

Cycline

Tetracycline

Empf.: zahlreiche grampositive und gramnegative Bakterien, u.a. Chlamydien, Mykoplasmen, Rickettsien, Yersinien, Borrelien, Leptospiren, Treponemen, Aktinomyceten;
resist.: Pseudomonas aeruginosa, Providencia, Serratia, Proteus, Morganella;
UW: allerg. Hautreaktionen, phototox. Reaktionen, rev. Knochenwachstumsverzögerung (Kinder < 8 J.), irreversible Zahnverfärbung und Zahnschmelzschädigung (Kinder < 8 J.), intrakranieller Druck ↑, BB-Veränderung, Superinfektion durch Bakterien bzw. Sprosspilze;
KI: bek. Überempf., schwere Leberfunktionsstrg., Niereninsuff., Ki. < 8 J., SS/SZ;
Ink (Tetracycline): Penicilline;
Ink (Doxycyclin): Barbiturate, Carbamazepin, Phenytoin, Rifampicin

Doxycyclin Rp.	HWZ 12-24 h, Q0 0,7, PPB 80-90%, PRC D, Lact?
Antodox *Kps. 100, 200 mg*	**HNO-, Atemwegs-, Harnwegsinfektion,**
Doxycyclin-ratioph. *Kps. 100 mg,*	**diverse Infektionen mit o.g. Erregern:**
Amp. 100 mg/5 ml	d1: 1 x 200 mg p.o./i.v, dann: 1 x 100 mg
Doxyhexal *Tbl. 100, 200 mg,*	p.o./i.v.;
Amp. 100 mg/5 ml	**Borreliose:** 1 x 200 mg für 14-21 d;
	Syphilis b. Penicillinallergie: 1 x 300 mg f. 15 d;
	DANI nicht erforderl.

Minocyclin Rp.	HWZ 11-22 h, Q0 0,85, PPB 70-75%, PRC D, Lact+
Minakne *Tbl. 50 mg*	**HNO-, Atemwegs, Harnwegsinfektion, div.**
Minoclir *Kps. 50 mg*	**Infektionen mit o.g. Erregern:** ini 200 mg,
Minocyclin-ratioph. *Kps. 50, 100 mg*	dann 2 x 100 mg p.o.;
Skid *Tbl. 50, 100 mg*	**Ki. > 8 J.:** ini 4 mg/kg, dann 2 x 2 mg/kg;
Udima *Kps. 50, 100 mg*	**DANI** nicht erforderl.

Tetracyclin Rp.	HWZ 8-10 h, Q0 0,12, PPB 36-64%, PRC D, Lact+
Achromycin *Tbl. 500 mg*	**HNO-, Atemwegs-, Urogenitaltrakt-, GIT-**
Tefilin *Kps. 250 mg*	**Infektion, div. Infektionen mit o.g. Erreger:**
Tetracyclin Heyl *Tbl. 500 mg*	2-4 x 500 mg p.o., max. 2,5 g/d, 1-3 x 500 mg
Tetracyclin Wulff *Kps. 250, 500 mg*	i.v.;
	Ki. > 8 J.: 25-50 mg/kg/d p.o. in 2-4 Einzel-
	dosen;
	malign. Pleuraerguss: 1 x 500 mg in 50 ml
	NaCl intrapleural bis Ergussbildung < 50 ml/d

Makrolide, Ketolide

Empf.: Streptok., Pneumok., Chlamydien, Legionellen, Mycoplasma pneumonie, Listerien, Aktinomyceten, Campylobacter, Helicobacter, M. avium intracell. (MAC);
resist.: Brucellen, Enterobakterien, Nocardia, Mycoplasma hominis, B. fragilis, Fusobakterien, Pseudomonas; **UW:** allerg. Hautreaktionen, Nausea, Erbrechen, Cholestase;
KI: SZ; **Ink:** Carbamazepin, CSE-Hemmer, Ergotamine, Terfenadin, Theophyllin

Azithromycin Rp.	HWZ 40 h, Q0 0,8, PPB 12–52%, PRC B, Lact?
Azibact Tbl. 250, 500 mg **Azithrobeta** Tbl. 250, 500 mg **Azithromycin Hexal** Tbl. 250, 500 mg; Trockenstoff (5 ml = 200 mg) **Ultreon** Tbl. 600 mg **Zithromax** Tbl. 250, 500 mg; Trockensaft (5 ml = 200 mg)	**HNO-, Atemwegs-, Haut-, Weichteilinfektion:** 1 x 500 mg für 3 d p.o.; Ki. 1 x 10 mg/kg für 3 d; **Gonorrhoe, Genitalinfektion mit Chlam. trach.:** 1 x 1 g p.o.; **MAC-Pro.:** 1 x/Wo 1.200 mg/p.o.; **DANI** GFR > 40: 100%

Chinolone

Fluorierte Chinolone (Gyrasehemmer) – Gruppe II

Gruppe II: hohe Aktivität gg. Enterobakterien, H. influenzae, Legionella; unterschiedl. Aktivität gg. P. aeruginosa; schwache Aktivität gg. Staphylokokken, Pneumokokken, Enterokokken, Mycoplasmen, Chlamydien; **UW:** allerg. Hautreaktionen, Photosensibilisierung, Muskelschwäche, Muskelschmerzen, Tachykardie, RR↓, ZNS-Strg., Cholestase, Hepatitis; **KI:** Kinder in der Wachstumsphase, SS/SZ; **Ink** (Chinolone): Eisensalze, **Ink** (Ciprofloxacin): Milch, Sulfonylharnstoffe

Ciprofloxacin Rp.	HWZ 3–6 h, Q0 0,5, PPB 20–30%, PRC C, Lact-
Baycip Tbl. 250 mg **Ciprobay** Tbl. 100, 250, 500, 750 mg Trockensaft (5 ml = 250, 500 mg); Inf.-Lsg. 100 mg/50 ml, 200 mg/100 ml, 400 mg/200 ml **Ciprobeta** Tbl. 100, 250, 500, 750 mg **Ciprohexal** Tbl. 250, 500, 750 mg; Inf.-Lsg. 100 mg/50 ml, 200 mg/100 ml, 400 mg/200 ml **Ciprofloxacin-ratioph.** Tbl. 100, 250, 500, 750 mg **Gyracip** Tbl. 250, 500, 750 mg **Infectocipro 5%, 10%** Trockensaft (5 ml = 250, 500 mg) **Keciflox** Tbl. 100, 250, 500, 750 mg	**HNO-, Atemwegs-, Urogenital-, abd. Haut-, Weichteil-, Knocheninfektion, Sepsis, Neutropenie:** 2 x 250–750 mg p.o.; 2 x 200–400 mg i.v.; **unkompl. Harnwegsinfektion:** 2 x 100 mg p.o./i.v.; **DANI** GFR < 30: max. 500 mg/d p.o., max. 400 mg/d i.v

Enoxacin Rp.	HWZ 4,3–6,4 h, Q0 0,2, PPB 30%, PRC C, Lact?
Enoxor Tbl. 200 mg	**HNO-, Atemwegs-, Hautinfektion:** 2 x 400 mg p.o.; **unkompl. HWI:** 2 x 200 mg für 3 d; **DANI** GFR < 30: max. 2 x 200 mg

Ofloxacin Rp.	HWZ 5–7 h, Q0 0,1, PPB 25%, PRC C, Lact–
Gyroflox *Tbl.* 200, 400 mg **Oflohexal** *Tbl.* 100, 200, 400 mg **Oflox ct** *Tbl.* 100, 200, 400 mg **Ofloxacin-ratioph.** *Tbl.* 100, 200, 400 mg **Tarivid** *Tbl.* 100, 200, 400 mg, *Inf.-Lsg.* 200 mg/100 ml, 400 mg/200 ml	**HNO-, Atemwegs-, urogen., abd., Haut-, Weichteil-, Knocheninfektionen, Enteritis, Neutropenie:** 2 × 200 mg p.o./i.v.; **unkompl. Harnwegsinfektion:** 2 × 100 mg p.o./ i.v. für 3 d; **Gonorrhö:** 1 × 400 mg p.o.; **DANI** GFR 20–50: 100–200 mg/d, < 20, HD: 100 mg/d

Nitroimidazole

Empf.: obligat anaerob Bakterien (u.a. Bacteroides, Clostridium), Campylobacter, Helicobacter, Gardnerella vaginalis; Protozoen: Trichomonas vaginalis, Giardia lamblia, Entamoeba histolytica
Resist.: alle aerobe und fakultativ anaeroben Bakterien, Aktinomyzeten, Propionibakterien;
UW: GI-Strg., bitterer Geschmack, ZNW-Strg., allerg. Hautreaktionen, Alkoholunverträglichkeit;
KI: SS (1. Trim.), SZ;
Ink (Metronidazol): Alkohol, Disulfiram, Fluorouracil

Metronidazol Rp.	HWZ 7 (10) h, Q0 0,85 (0.3), PPB < 20%, PRC B, Lact?
Arilin *Tbl.* 250, 500 mg, *Vaginalsupp.* 100, 1.000 mg **Clont** *Tbl.* 250, 400 mg, *Vaginaltbl.* 100 mg **Flagyl** *Tbl.* 400 mg **Metronidazol Deltaselect** *Inf.-Lsg.* 500 mg **Metronidazol Fresenius** *Inf.-Lsg.* 500 mg **Metronidazol-ratioph.** *Tbl.* 400 mg **Metronour** *Tbl.* 400 mg **Vagimid** *Tbl.* 250, 500 mg, *Vaginaltbl.* 100 mg	**Abd., Genital-, Atemwegs-, Knochen-, Zahn- Mund-Kieferinfektion, Sepsis, Endokarditis, Hirnabszess, Amöbiasis, Lambliasis:** 0,8–1 g/d p.o., max. 2 g/d in 2–3 Einzeldosen, 2–3 × 500 mg/i.v., Th-Dauer max. 10 d; **Ki.:** 20–30 mg/kg/d p.o./i.v.; **Trichomoniasis:** 1 × 100 mg vaginal für 6 d, Mitbehandlung des Partners: 1 × 2 g p.o.; **DANI** GFR < 10: max. 1 g/d

Carbapeneme

Empf.: fast alle grampos. u. gramneg. Bakterien; **resist.:** Mykoplasmen; Chlamydien, Legionellen, Burkholderia cepacia, Xanthomonas maltophilia, E. faecium; **UW:** Erbrechen, Diarrhoe, Transaminasen ↑, allerg. Reaktionen, BB-Veränderungen, ZNS-Strg.; **KI:** SS/SZ, Kinder < 3 Mo;
Ink (Imipenem/Cilastatin): Ganciclovir

Ertapenem Rp.	HZW 4 h, PPB 92–95%, PRC B, Lact?
Invanz *Inf.-Lsg.* 1 g	**Abdominelle, akute gynäkologische Infek- tion, ambulant erworbene Pneumonie:** 1 × 1 g i.v.; **DANI** GFR > 30: 100%, < 30: HD: KI

Imipenem + Cilastatin Rp.	HWZ 0,9/1 h, Q0 0,1/0,1, PPB 20/35%, PRC C, Lact?
Zienam *Inf.-Lsg. 500 + 500 mg/100 ml*	**Atemwegs-, Harnwegs-, abd.-, Genital-, Haut-, Knochen-, Weichteilinfektion, Sepsis:** 3–4 x 500 + 500–1.000 + 1.000 mg i.v., max. 50 + 50 mg/kg/d bzw. max. 4 + 4 g/d; **Ki. > 3 Mo:** 60 + 60 mg/kg/d i.v. in 4 Einzeldosen; **DANI** GFR 41–70: max. 3 x 750 + 750 mg, 21–40: max. 4 x 500 + 500 mg, 6–20: max. 2 x 500 + 500 mg
Meropenem Rp.	HWZ 1 h, Q0 0,12, PPB 2%, PRC B, Lact?
Meronem *Inf.-Lsg. 500, 1.000 mg*	**Atemwegs-, Harnwegs-, abd.-, Genital-, Haut-, Weichteilinfektion, Sepsis, neutropenisches Fieber:** 3 x 0,5–1 g i.v.; **Ki. > 3 Mo:** 3 x 10–20 mg/kg i.v.; **Meningitis:** 3 x 2 g i.v.; **Ki.** 3 x 40 mg/kg i.v.; **DANI** GFR > 50: 100%, 26–50: 2 x 0,5–1g, 10–25: 2 x 250–500 mg, < 10: 1 x 250–500 mg

Virustatika

Herpes-Präparate

Wm: Hemmung der viralen DNA-Polymerase;
UW: Nierenfunktionsstörung, Exanthem, BB-Veränderungen;
KI: SS/SZ

Aciclovir Rp.	HWZ 3 h, Q0 0,25, PPB 9–33%, PRC B, Lact?
Acerpes *Tbl. 800 mg* **Acic** *Tbl. 200, 400, 800 mg* **Aciclostad** *Tbl. 200, 400, 800 mg* **Aciclo-ratioph.** *Tbl. 200, 400, 800 mg, Inf.-Lsg. 250, 500 mg* **Mapox** *Tbl. 200, 400, 800 mg* **Supraviran** *Inf.-Lsg. 250 mg* **Virzin** *Tbl. 200, 400, 800 mg* **Zovirax** *Tbl. 200, 400, 800 mg, Susp. 5 ml = 200 mg, Inf.-Lsg. 250, 500 mg*	**Herpes zoster:** 5 x 800 mg p.o., 3 x 5 mg/kg i.v. (5–7 d) immunsupr. Pat.: 3 x 10 mg/kg i.v.; **Herpes genitalis:** 5 x 200 mg p.o., 3 x 5 mg/kg i.v. (5 d); **Herpes-Enzeph.:** 3 x 10 mg/kg i.v. für 10 d; **Ki. < 3 Mo, > 12 J.:** s. Erw. (mg/kg); **> 3 Mo–12 J.:** 3 x 250–500 mg/m² KOF i.v.; **DANI** GFR: > 50: 100%; 25–50: Dos.Intervall 2 x i.v., 10–25: Dos.Intervall 1 x i.v., < 10, HD: 50% 1 x i.v., nach Dialyse

CMV-Präparate

Wm (Cidofovir): Nukleosidanalogon, Hemm. der DNS-Polymerase;
Wm (Foscarnet): Hemmung viraler Polymerasen;
Wm (Ganciclovir): Nukleosidanalogon, Hemmung der DNA-Synthese;
Wm (Valganciclovir): Prodrug v. Ganciclovir;
Wm (Zanamivir): Hemmung der viralen Neuraminidase, Hemmung der Freisetzung neu gebildeter Influenza-A- und B-Viren;
UW (Cidofovir): Proteinurie, Kreatinin ↑, Neutropenie, Fieber, Dyspnoe, Übelkeit, Diarrhoe, Alopezie, Hautausschlag;
UW (Ganciclovir): Neutropenie, Thrombopenie, Fieber, Kopfschmerzen, Nausea;
KI (Cidofovir): Krea > 1,5 mg/dl bzw. Krea-Clearance < 55 ml/min, Proteinurie > 100 mg/dl, SS/SZ;
KI (Ganciclovir): schwere Leuko- bzw. Thrombopenie, SS/SZ, Kinder < 18 J.;
Ink (Foscarnet): Aminoglykoside, Ciclosporin, Radiokontrastmittel, Pentamidin;
Ink (Ganciclovir): Imipenem, Zidovudin

Cidofovir Rp.	HWZ 2,2 h, Q0 0,13, PPB bis 10%, PRC C, Lact?
Vistide Inf.-Lsg. 375 mg	**CMV-Retinitis:** 5 mg/kg i.v. d 1 und 8, dann alle 14 d; **DANI** Ki

Foscarnet Rp.	HWZ 3–6h, Q0 0,1, PPB < 20%, PRC C, Lact?
Foscavir Inf.-Lsg. 6 g	**CMV-Infektionen:** Wo 1–3: 3 x 60 mg/kg i.v., dann 1 x 90–120 mg/kg; **Herpesinfektion (Aciclovir-resist.):** 3 x 40 mg/kg i.v.; **DANI** s. Fachinfo

Ganciclovir Rp.	HWZ 2,5–5 h, Q0 0,05, PPB 2%, PRC C, Lact?
Cymeven Inf.-Lsg. 500 mg	**CMV-Retinitis:** Wo 1–2: 2 x 5 mg/kg i.v., dann: 1 x 5 mg/kg i.v; **DANI** GFR 50–69: 2 x 2,5 mg/kg i.v., 25–49: 1 x 2,5 mg/kg, 10–24: 1 x 1,25 mg/kg, < 10: 1,25 mg 3 x/Wo

Valganciclovir Rp.	HWZ 3 h
Valcyte Tbl. 450 mg	**CMV-Retinitis:** 2 x 900 mg p.o. für 21 d; **DANI** GFR < 60: ini 2 x 900 mg, dann 1 x 900 mg, 40–59: ini 2 x 450 mg, dann 1 x 450 mg, 25–39: ini 1 x 450 mg, dann 450 mg alle 2d, 10–24: ini 450 mg, dann 450 mg 2x/Wo, < 10, HD: KI

Anthelminthika

Albendazol Rp.	HWZ 8 h, PRC C, Lact?
Eskazole *Tbl. 400 mg*	**Echinokokkose:** 2 x 400 mg p.o. für 28 d, dann 14 d Pause, 2–3 Zyklen; **Trichinose:** 2 x 400 mg für 6 d; **Strongyloidiasis:** 400–800 mg/d für 3 d; Pat. < 60 kg: 15 mg/kg/d in 2 Einzeldosen

5.2.5   Onkologie

Proteinkinase-Inhibitoren

Wm/Wi (Erlotinib): Hemmung der Tyrosinkinase und dadurch Hemmung der Aktivierung des Wachstumsfaktors HER1/EGFR;
UW (Erlotinib): Exanthem, Pruritus, Diarrhoe, Übelkeit, Erbrechen, Husten, Konjunktivitis, Stomatitis, Bauchschmerzen, Ermüdung, Anorexie

Erlotinib Rp.	HWZ 36 h
Tarceva *Tbl. 25, 100, 150 mg*	**NSCLC:** 1 x 150 mg p.o.; **Pankreaskarzinom:** 1 x 100 mg p.o., Komb. mit Gemcitabin; **DANI, DALI:** Anw. bei schwerer NI/LI nicht empfohlen

Platinhaltige Verbindungen

Wm/Wi (alkylierende Mittel): Quervernetzung von DNA-Einzel- und -Doppelsträngen durch Alkylierung, Störung von Matrixfunktion und Synthese der DNA;
UW (Cisplatin): Herzinsuff., Enteritis, transienter Transaminasen ↑, Elektrolytveränderungen ($Ca^{2+}\downarrow$, $Mg^{2+}\downarrow$, $K^+\downarrow$, $Na^+\downarrow$), kumulative Nephrotoxizität mit Tubulusschädigung, Ototoxizität und periphere Neurotoxizität, Geschmacksstörung, fokale Enzephalopathie, Sehstörungen, Optikusneuritis, Schwindel
UW (Oxaliplatin): meist transiente periphere Neuropathie mit Dysästhesien, Parästhesien der Extremitäten (ausgelöst/verstärkt durch Kälteexposition), akute laryngeale/pharyngeale Dysästhesie mit Erstickungsgefühl
Ink (Cisplatin): Aminoglykoside, Methotrexat

Cisplatin Rp.	HWZ 58–90 h PPB >90% Q_0 0.6
Cis-GRY *Inf.-Lsg. 10, 50, 100 mg* Cisplatin-Lösung-Ribosepharm *Inj.-Lsg. 10, 25, 50 mg* Cisplatin medac *Inf.-Lsg. 10, 25, 50, 100 mg* Cisplatin Hexal Pl *Inf.-Lsg. 10, 50 mg* Cisplatin-GRY *Inf.-Lsg. 10, 25, 50 mg* Cisplatin NC *Inf.-Lsg. 10, 50, 100 mg*	Hoden-, Prostata-, Ovarial-Ca, kleinzelliges und nicht-kleinzelliges Bronchial-Ca, Oesophagus-, Zervix-, Blasen-, Endometrium-Ca, Kopf-Hals-Ca, Osteosarkom: 50-120mg/m² i.v. d 1 oder 15-20mg/m² d 1-5, Wh. nach 3-4 Wo; **DANI** KI bei Niereninsuff.

Oxaliplatin Rp.	HWZ biphasisch 0.4h und 38 h
Croxolat Inf.-Lsg. 50 mg/10 ml, 100 mg/20 ml **Eloxatin** Inf.-Lsg. 50, 100, 200 mg **Medoxa** Inf.-Lsg. 50 mg/10 ml, 100 mg/20 ml, 150 mg/30 ml **Oxaliplatin Ne** Inf.-Lsg. 50 mg/10 ml, 100mg/20ml **Oxaliplatin Hexal** Inf.-Lsg. 50, 100, 150 ml **Riboxatin** Inf. -Lsg. 50 mg/10 ml, 100 mg/20 ml	**Pankreaskarzinom:** 85 mg/m²/d, 2-4 h, i.v., d 1 und 22 (6-Wochen-Zyklus mit 5-FU und Folinsäure) **Kolorektales Ca, adjuvant u. metastasiert:** 85 mg/m² i.v. d1, Wh. d 15, Kombination mit 5-FU; **DANI** GFR <30: KI

Pyrimidin-Analoga

Wm/Wi (Antimetabolite): Einbau als falsches Substrat in die DNA oder RNA, Hemmung der DNA- oder RNA-Polymerase;
UW (Capecitabin): Ödeme d. unteren Extremitäten, Hand-Fuß-Syndrom, Kopfschmerzen, Parästhesien, Geschmacksstörungen, Schwindel, Schlaflosigkeit, Lethargie, Dehydrierung
UW (Fluorouracil): akute Kardiotoxizität mit Arrhythmien, Ischämie, Myocardinfarkt, Konjunktivitis, hoher Tränenfluss, ZNS-Veränderungen (Somnolenz, Verwirrtheit), reversible zerebelläre Störungen (Ataxie, Müdigkeit, Sprachstrg.), Palmar- und Plantarveränderungen
UW (Gemcitabin): Fieber, Schüttelfrost, Kopfschmerzen, Rückenschmerzen, transienter Transaminasen ↑, mäßiggradige Proteinurie/Hämaturie, Lungenödem, periphere Ödeme
Ink (Fluorouracil): Metronidazol

Capecitabine Rp.	HWZ 0.25 min, Q0 1.0, PPB 54%
Xeloda Tbl. 150, 500 mg	**Pankreaskarzinom:** 2 x 1.250 mg/m²/d p.o. d 1-14, Einnahme innerhalb 30 min nach Mahlzeit, Pause 7 d, im Verlauf halbierte Dosis **DANI** GFR 30-50: 75%; <30: KI

Fluorouracil (5-FU) Rp.	HWZ 8-40 min PPB 0% Q0 1.0
5-Fluorouracil-biosyn Inf.-Lsg. 250, 500, 1.000 mg **Fluorouracil-GRY** Inf.-Lsg. 250 mg/5 ml, 500 mg/10 ml, 1.000mg/20 ml, 5.000 mg/100 ml **5-FU Hexal** Inf.-Lsg. 250, 500, 1.000, 5.000 mg **5-FU medac** Inf.-Lsg. 500, 1.000, 5.000, 10.000 mg **Eurofluor** Inf.-Lsg. 500 mg/10 ml, 1 g/20 ml, 5 g/100 ml **Neofluor** Inf.-Lsg. 1 g/20 ml, 5g /100 ml **Onkofluor** Inj.-Lsg. 250, 500, 1.000, 5.000 mg **Ribofluor** Inf.-Lsg. 250 mg/5 ml, 500 mg/10 ml, 1.000 mg/20 ml, 5.000 mg/100 ml	**Pankreaskarzinom:** 400-500 mg/m² als i.v.-Bolus, 1.000 mg/m² als Dauerinfusion; in Kombination mit Oxaliplatin und Folinsäure: 2.600 mg/m²/d, 24 h, i.v., d 1, 8, 15, 22 **DANI** GFR<10:50-75%

Gemcitabin Rp.	HWZ 42-94 min (0.7-12h) Q0 >0.9
Gemzar Inf.-Lsg. 200 mg, 1 g	**Pankreaskarzinom:** 1 g/m² 1x/Wo für 7 Wo, dann d 1, 8, 15, Wh. d 29 ; **DANI** vorsichtige Anwendung

Protektiva/Antidota

Wm/Wi: Blockade der Thymidilatsynthetase, Hemmung der DNA-Synthese;
UW: bei hoher Dosierung GI-Störungen

Folinsäure Rp.   HWZ 0,5-2 (2,25-6) h

Calciumfolinat Hexal *Kps. 15 mg, Amp. 30 mg; Inf.-Lsg. 100, 200, 300, 400, 500, 800, 1.000 mg* **Degalin** *Inf.-Lsg. 100, 200, 500 mg* **Foli Cell** *Inf.-Lsg. 100, 200, 500, 800, 900, 1.000 mg* **Leukovorin** *Tbl. 15 mg; Amp. 10, 30, 50 mg; Inf.-Lsg. 100, 200, 300, 500, 900, 1.000 mg* **Oncofolic** *Inf.-Lsg. 50 mg/ml* **Vorina** *Inf.-Lsg. 100, 350, 500, 1.000 mg*	**Pankreaskarzinom:** 500 mg/m², 0,5 h, i.v., d 1, 8, 15, 22 (in Komb. mit Oxaliplatin und 5-FU) **Kolorektales Karzinom:** 20-500 mg/m² i.v. + 5-FU **Pro. von Intoxikationserscheinungen bei Methotrexat-Th.:** nach MTX-Serumspiegel, s. Fachinfo; **DANI** k.A.

5.2.6   Immunsuppressiva

Wm/Wi (Azathioprin): Umwandlung in 6-Mercaptopurin = Purinantimetabolit;
UW (Azathioprin): Nausea, Erbrechen, Diarrhoe, Panzytopenie, Fieber, Infektionsrisiko ↑, Cholestase, Pankreatitis, Alopezie

Azathioprin Rp.   HWZ 4,5 h Q0 1,0, PPB 30%, PRC D, Lact-

Azafalk *Tbl. 25, 50 mg* **Aza Q** *Tbl. 50 mg* **Azaimun** *Tbl. 50 mg* **Azathioprin-ratiopharm** *Tbl. 25, 50 mg* **Colinsan** *Tbl. 25, 50 mg* **Imurek** *Tbl. 25, 50 mg, Inj.-Lsg 50 mg* **Zytrim** *Tbl. 25, 50 mg*	**Nach Organtransplantation (Organ-Tx):** d 1 5 mg/kg p.o./i.v., dann 1-4 mg/kg/d; **MS, Myasthenia gravis:** 2-3 mg/kg/d; **Autoimmunhepatitis:** ini 1-1,5 mg/kg/d, Erh.-Dosis bis 2 mg/kg; **andere Autoimmunerkrankungen:** 1-3 mg/kg/d, Ki. s. Erw; **DANI, DALI** sorgfältige Dosiseinstellung

Diabetes-Diagnose-Algorithmus

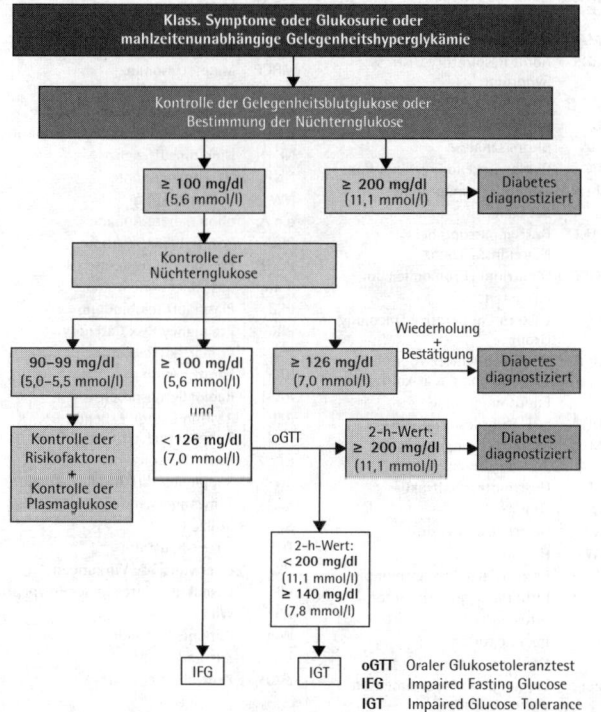

Klass. Symptome oder Glukosurie oder mahlzeitenunabhängige Gelegenheitshyperglykämie

Kontrolle der Gelegenheitsblutglukose oder Bestimmung der Nüchternglukose

≥ 100 mg/dl (5,6 mmol/l)

≥ 200 mg/dl (11,1 mmol/l) → Diabetes diagnostiziert

Kontrolle der Nüchternglukose

90–99 mg/dl (5,0–5,5 mmol/l)

≥ 100 mg/dl (5,6 mmol/l) und < 126 mg/dl (7,0 mmol/l)

≥ 126 mg/dl (7,0 mmol/l) → Wiederholung + Bestätigung → Diabetes diagnostiziert

Kontrolle der Risikofaktoren + Kontrolle der Plasmaglukose

oGTT

2-h-Wert: ≥ 200 mg/dl (11,1 mmol/l) → Diabetes diagnostiziert

2-h-Wert: < 200 mg/dl (11,1 mmol/l) ≥ 140 mg/dl (7,8 mmol/l)

IFG

IGT

oGTT Oraler Glukosetoleranztest
IFG Impaired Fasting Glucose
IGT Impaired Glucose Tolerance

Liste der Abkürzungen

AIH	Autoimmunhepatitis
AK	Antikörper
AMA	Armmuskelfläche
ARDS	Adult Respiratory Distress Syndrome
AZ	Allgemeinzustand
BB	Blutbild
BGA	Blutgasanalyse
CCC	Cholangiozelluläres Karzinom
CT	Computertomographie
d.F.	der Fälle
DANI	Dosisanpassung bei Niereninsuffizienz
DNCG	Dinatrium chromoglicicum
E	Einheiten
ECOG	Eastern Cooperative Oncology Group
ERCP	Endoskopische retrograde Cholangiopankreatikographie
EUS	Endosonographie
FDG	18F-Fluordesoxyglucose
FMTC	Familiäres medulläres Schilddrüsenkarzinom
GIT	Gastrointestinaltrakt
Gy	Gray
HWI	Harnwegsinfektion
HWZ	Halbwertszeit
ICT	Intensivierte Insulintherapie
IGF-1	Insulin like growth factor
Inf.	Infusion
Ink	Inkompatibilitäten
KI	Kontraindikation
Lact	Eignung von Medikamenten während Stillzeit

LDG	Laktatdehydrogenase
LK	Lymphknoten
MDCT	Multidetektor-Computertomographie
MIBG	Metajodobenzylguanidin
MRCP	Magnetresonanz-Cholangiopankreatikografie
MRT	Magnetresonanztomographie
NASH	Nichtalkoholische Steatohepatitis
NI	Niereninsuffizienz
NNH	Nasennebenhöhlen
NW	Nebenwirkung
o.n.A.	ohne nähere Angabe
PBC	Primär biliäre Zirrhose
PCHE	Pseudocholinesterase
p. inj.	post injectionem
PPB	Plasmaproteinbindung
PRC	Pregnancy Risk Category
PSC	Primär sklerosierende Cholangitis
PTH	Parathormon
RAST	Radioallergosorbenstest
REE	Resting Energy Expenditure, Ruheenergieverbrauch
RTx	Radiotherapie
SIT	Supplementäre Insulintherapie
SS	Schwangerschaft
SZ	Stillzeit
THF	Trizepshautfalte
UW	Unerwünschte Wirkungen
VIP	Vasoaktives intestinales Polypeptid
Wi	Wirkung
Wm	Wirkmechanismus
Z.n.	Zustand nach
ZVD	Zentraler Venendruck

Index